Katharina Ziegelbauer

Stärke deine Leber

6-Wochen-Leber-Detox
mit TCM-Ernährung

Heilende Ernährung
für eine **gesunde Leber**

KNEIPP
VERLAG WIEN

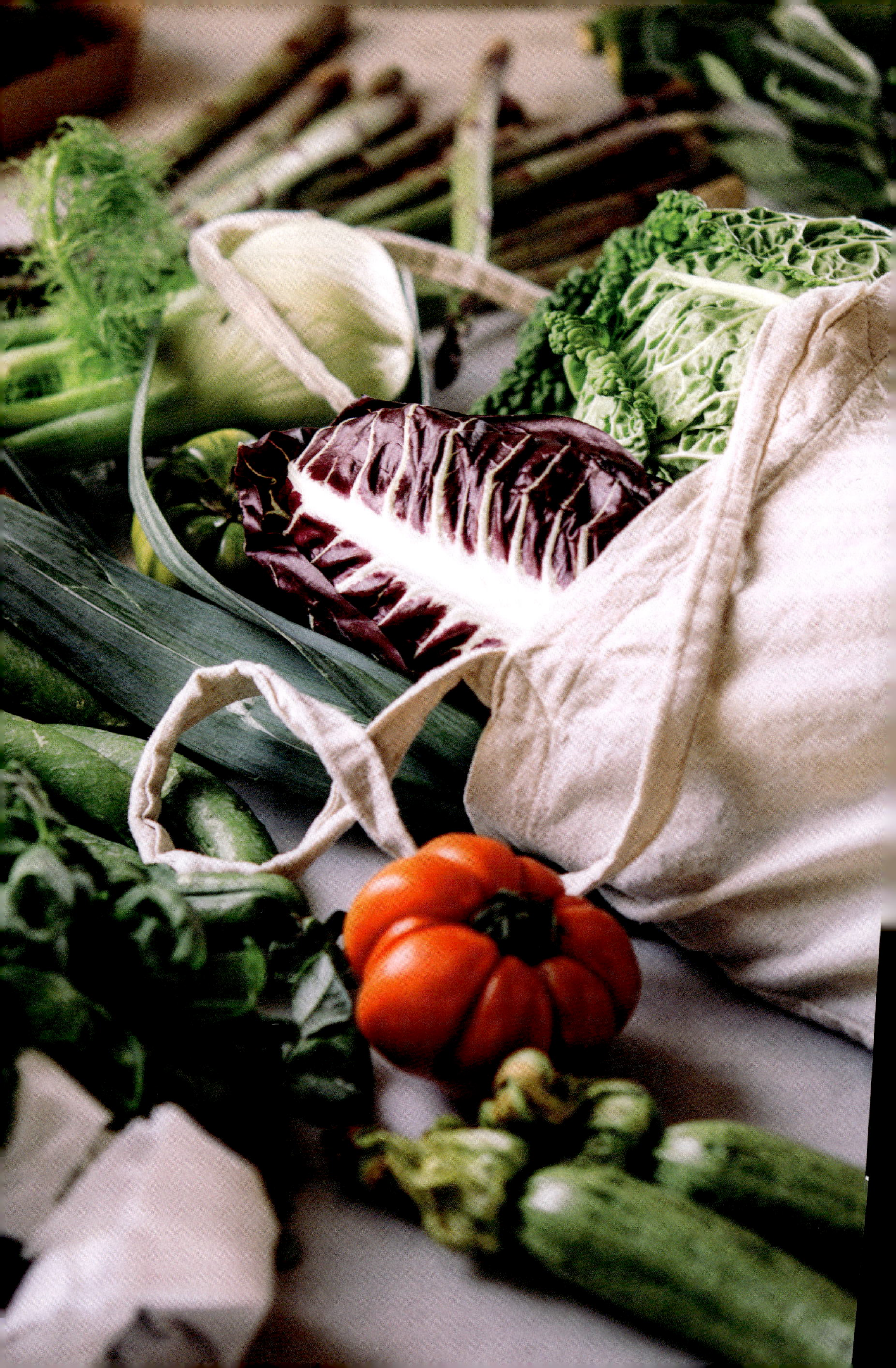

Inhalt

Einleitung

Rezepte

Ihr Körper, Ihre Ernährung, Ihr Buch

Ich bin Katharina Ziegelbauer und ich helfe Menschen dabei, die für sie passende Ernährung nach der Traditionellen Chinesischen Medizin (TCM) zu finden. Dabei ist die TCM nie Dogma, sondern immer nur Werkzeug – sie kann Ihnen helfen, Ihre ganz persönliche Ernährungsweise zu finden. Denn jeder von uns is(s)t anders!

Auslöser für mein Interesse an der TCM war eine starke Neurodermitis, die ich mit der Ernährungsumstellung in den Griff bekommen habe. Doch das war nicht der einzige positive Effekt. Auch meine Verdauung wurde viel besser, mein Energielevel stieg steil an und häufige Beschwerden wie Kopfweh oder das Prämenstruelle Syndrom, PMS, verschwanden. Das hat mich sehr begeistert, und nun will ich meine Erfahrungen und mein Wissen weitergeben, um Menschen mit ähnlichen Problemen zu helfen.

Mein Ziel ist es, zu zeigen, dass das Essen nach TCM sehr einfach ist. Es funktioniert ohne exotische Zutaten und komplizierte Rezepte und verbessert viele körperliche Beschwerden. Gesunde Ernährung nach TCM schmeckt und macht Spaß! Und tut einfach gut.

Warum ein Buch über die Leber?

An meinen Klienten merke ich, dass die Leber bei fast allen Menschen im Ungleichgewicht ist. Das liegt wahrscheinlich an unserer westlichen Leistungsgesellschaft und am großen Druck, dem viele von uns ausgesetzt sind. Und die Leber hasst Druck! Sehr viele Menschen zeigen die typischen Symptome einer Leber-Qi-Stagnation wie Kopfschmerzen, innere Anspannung, depressive Verstimmung und Verdauungsbeschwerden.

All das kenne ich aus eigener Erfahrung gut, besser gesagt, ich kannte das gut. Denn seit ich im Alter von 30 Jahren die TCM-Ernährung entdeckt und meine eigene Ernährungsweise dementsprechend umgestellt habe, sind meine Beschwerden Vergangenheit – und genau das können Sie auch schaffen! Mein Hauptnahrungsmittel war über viele Jahre Schokolade. Aber ich habe erkannt, dass gerade die Kombination aus Zucker, Kuhmilch(-pulver) und billigen Fetten eine sehr große Belastung für die Leber darstellt.

Mit diesem Buch möchte ich dazu beitragen, dass Sie die typischen Leber-Symptome besser verstehen und ihnen entgegenwirken können – mit einfachen Änderungen Ihrer Ernährungsgewohnheiten und Ihres Lebensstils. Mein Fokus liegt auf der Alltagstauglichkeit der Empfehlungen, denn alle Theorie ist grau. Wichtig ist einzig und allein das, was wir wirklich tun!

Sie erfahren in diesem Buch Theoretisches und Praktisches und erfahren zum Beispiel, welche Symptome typisch sind für eine geschwächte Leber-Energie, wie Sie damit umgehen können und wie Sie Ihre Leber mit einem 6-Wochen-Programm stärken.

Ich beschränke mich hier bewusst auf jene Ansätze, die Sie in der Praxis wirklich brauchen können. In der Literaturliste (siehe Seite 127) finden Sie Bücher, die weiterführende Informationen bieten.

Der zweite Teil des Buches enthält schmackhafte und einfache Kochrezepte, die Ihre Leber stärken. So können Sie in Ihrem Alltag sofort damit beginnen, die Leber mit der richtigen Ernährung zu unterstützen. Bei jedem Rezept finden Sie Angaben zur Wirkung der einzelnen Zutaten sowie die Information, bei welchem Syndrom es hilfreich ist. Alle Rezepte sind vegetarisch.

Viel Vergnügen beim Lesen und Kochen! Ihre

Katharina Ziegelbauer

Hinweis

Ich möchte darauf hinweisen, dass die Lektüre dieses Buches nicht den Besuch bei einer Ärztin oder einem Arzt ersetzt. Ich übernehme keine Verantwortung für die Umsetzung der Empfehlungen, die in der Eigenverantwortung der Leser liegt. Bei stärkeren Beschwerden und Schmerzen wenden Sie sich bitte immer an Ihren Arzt. Außerdem darf ich anmerken, dass ich aus Gründen der leichteren Lesbarkeit meistens nur die männliche Sprachform verwende. Sämtliche Ausführungen gelten selbstverständlich in gleicher Weise für beide Geschlechter.

Haben Sie Fragen zu diesem Buch?

Ich helfe Ihnen gerne weiter. Sie finden mich auf:

- Facebook (www.facebook.com/ErnaehrungsberatungWien)
- Instagram (@katharina_ziegelbauer)
- meinem Blog (www.ernaehrungsberatung-wien.at/blog)
- Weitere Bücher und Onlinekurse gibt es in meinem e-Shop: www.ernaehrungsberatung-wien.at/e-shop

So passen Sie dieses Buch an Ihre Bedürfnisse an

1. Wenn Sie Lust haben, Ihrer Leber gleich einen ordentlichen Gesundheits-Boost zu gönnen, starten Sie direkt mit dem 6-Wochen-Programm (ab Seite 46). Darin führe ich Sie Schritt für Schritt durch Ihr persönliches Leber-Detox-Programm, angepasst an Ihren Alltag. Es handelt sich also nicht um ein dogmatisches, strenges Programm – Sie bekommen vielmehr stets Alternativen angeboten, die Sie flexibel an Ihre Bedürfnisse anpassen können. Für das Programm brauchen Sie nur Nahrungsmittel und Getränke, Sie müssen keine Nahrungsergänzungsmittel oder anderes kaufen.
2. Oder möchten Sie ganz unkompliziert und locker einsteigen? Dann probieren Sie einfach, häufig nach den „10 Kochtipps für eine fitte Leber" (Seite 55) zu kochen und kosten sich durch die Rezepte. Auch so tun Sie Ihrer Leber schon einen sehr großen Gefallen! Auch kleine Schritte können viel bewirken, zum Beispiel, wenn Sie mehr grünes Gemüse essen oder weniger Kaffee trinken.
3. Wenn Sie wissen wollen, was Ihre Symptome bedeuten, schauen Sie bitte bei der Beschreibung der einzelnen Syndrome nach (bzw. in den jeweiligen Tabellen und Listen, ab Seite 23). Bei jedem Rezept finden Sie auch die Angabe, gegen welches Syndrom es besonders empfehlenswert ist. Zum Beispiel ist das Ofengemüse mit Joghurtsauce besonders bei Leber-Hitze und Leber-Qi-Stagnation geeignet.
4. In der Tabelle mit den wichtigsten Nahrungsmitteln für die Leber, die Sie auf den Innenklappen des Buches finden, können Sie sich direkt jene Lebensmittel heraussuchen, die für Ihre Syndrome am effektivsten sind.
5. Wollen Sie einen leberstärkenden Kräutertee probieren? Ab Seite 41 finden Sie Angaben zur Wirkweise der wichtigsten Kräuter für Ihre Leber. Beachten Sie bitte auch die Warnhinweise für die Anwendung, teilweise wirken die Kräuter sehr stark.

Die Leber in der Traditionellen Chinesischen Medizin

Im Folgenden lernen Sie die wichtigsten Funktionen des Organs Leber aus Sicht der Traditionellen Chinesischen Medizin kennen. Sie werden merken, dass sich das sehr von unserer westlichen Vorstellung unterscheidet. In der Schulmedizin ist die Leber vor allem für den Stoffwechsel und die Entgiftung zuständig.

Die Organe nach TCM

Die Organe, wie zum Beispiel die Leber, haben in der Traditionelle Chinesische Medizin (TCM) nicht dieselbe Bedeutung wie in der westlichen Schulmedizin.

In der TCM geht es immer um die Funktionen der Organe, weshalb sie häufig als „Funktionskreise" bezeichnet werden. Ich bleibe hier beim Ausdruck „Organe" und bitte Sie, im Hinterkopf zu behalten, dass dieser Begriff nur teilweise etwas mit unserer westlichen Vorstellung von einem Organ zu tun hat.

Die Leber gehört zum Element Holz

Die Theorie der fünf Elemente und ihre Zuordnungen sind ein Teilbereich der Traditionellen Chinesischen Medizin. Andere Teilbereiche sind beispielsweise das Yin-Yang-Modell oder die Meridian-Lehre. In der Praxis nimmt man sich einfach aus jedem Bereich das heraus, was nützlich für das jeweilige Problem ist.

Auf der folgenden Seite finden Sie eine Übersicht der Zuordnungen von Organ-Paaren zu Elementen, Farben und vielem mehr, selbstverständlich mit einer Erklärung, wie Sie dieses Wissen für sich einfach umsetzen und nutzen können.

Element	Holz	Feuer	Erde	Metall	Wasser
Farbe	Grün	Rot	Gelb/Orange/ Braun	Weiß	Dunkel/ Schwarz
Geschmack	sauer	bitter	süß	scharf	salzig
Organ	Leber/ Gallenblase	Herz/ Dünndarm	Milz/Magen	Lunge/ Dickdarm	Niere/ Blase
Emotion	Wut/Zorn	Freude/Gier/ Übererregung	Grübeln/ Sorgen	Kummer/ Traurigkeit	Angst/ Trauma
Jahreszeit	Frühling	Sommer	Spätsommer	Herbst	Winter
Lebenszeit	Kindheit	Jugend	Erwachsenen-alter	frühes Alter	Alter
Seele	**Hun** Unbewusstes, Träume	**Shen** Ausstrahlung, Bewusstsein	**Yi** Intellekt, Denken	**Po** Psycho-somatik	**Zhi** Willens-kraft
Klimafaktor	Wind	Hitze	Feuchtigkeit	Trockenheit	Kälte
Yin/Yang	kleines Yang	großes Yang	Ausgleich	kleines Yin	großes Yin

So nutzen Sie die Tabelle zur Stärkung Ihrer Leber:

- Nahrungsmittel in der jeweiligen Farbe unterstützen das entsprechende Organ-Paar, zum Beispiel grüne Nahrungsmittel Leber und Gallenblase.
- Nahrungsmittel des jeweiligen Geschmacks stützen ebenfalls das entsprechende Organpaar. Beachten Sie aber: Das gilt nur, wenn Sie dabei nicht übertreiben. Wenig Saures stärkt das Paar Leber/Gallenblase, zu viel Saures schwächt es. Etwas Zitrone im Wasser oder zum Würzen einer Mahlzeit ist also günstig, zwei Gläser Orangensaft pro Tag schaden auf Dauer wahrscheinlich Ihrer Leber/Gallenblase.
- Unterstützen Sie Ihren Körper der Jahreszeit entsprechend, indem Sie mehr Nahrungsmittel der jeweiligen Farbe und des jeweiligen Geschmacks essen. Mehr grüne Nahrungsmittel wie frische Kräuter und etwas mehr saurer Geschmack im Frühling unterstützen zum Beispiel die Leber.

Neben den Zuordnungen von Organ-Paaren mit Farben, Jahreszeiten, Elementen und mehr, die Sie der Tabelle entnehmen können, gibt es in der TCM noch viele weitere. Einen umfassenden Überblick darüber finden Sie zum Beispiel bei Bengt Jacoby in seinem Buch „Gesünder leben mit den fünf Elementen".

Auf die Seele der Leber, den Hun, gehe ich in diesem Buch nicht gesondert ein. Sie ist mit unserem Unbewussten zu vergleichen, das sich unter anderem in den Träumen zeigt. Sehr lebhafte Träume oder Albträume können deshalb ein Ungleichgewicht der Leber zeigen. Der Hun ist in unserem Blut verwurzelt. Wenn zu wenig Blut da ist (siehe „Leber-Blut-Mangel", Seite 26), führt das zu innerer Unruhe, zu Schlafproblemen, im Extremfall zu manischem Verhalten. Der Hun geht sozusagen auf Wanderschaft. Wenn Sie sich für das Thema interessieren, empfehle ich Ihnen das Buch von Udo Lorenzen und Andreas Noll „Die Wandlungsphasen der traditionellen chinesischen Medizin" (siehe Literaturliste, Seite 127).

Seien Sie wie Bambus, biegsam und stark

Flexibel, biegsam und weich – und doch stark, belastbar und stabil: So ist Bambus, der in der TCM als ideales Bild für eine gesunde Leber gilt. Starr, hart und stur zu sein ist hingegen Zeichen eines Ungleichgewichts in der Leber. Das gilt auch für Ihren Körper. Wenn Sie verspannt und eher unbeweglich sind, einen steifen Rücken haben, so zeigt das eine Störung des Holz-Elements.

Bambus biegt sich im Wind, ohne zu brechen. Wir Menschen sollten auch bereit sein für Veränderungen und Neues. Altes loszulassen, Neues zu wagen, immer wieder über die eigenen Grenzen hinauszugehen – das liebt die Leber. Sie will wachsen, sich entfalten und entwickeln.

Alle kreativen Tätigkeiten entsprechen der Leber und stärken sie. Druck und übertriebene Leistungserwartung schwächen sie. Die zugehörige Lebensphase ist die Kindheit. Wir können uns die Kinder zum Vorbild nehmen, um unsere Leber zu stärken: neugierig sein, ohne Versagensangst alles ausprobieren, spielen und uns spielerisch bewegen, die Welt erobern und nie aufgeben! Auch die Jahreszeit, die nach den fünf Elementen zur Leber gehört, zeigt diesen Aspekt. Im Frühling sprießt alles, die Knospen treiben aus, die Pflanzen wachsen nach oben, ins Licht der Sonne. Ein kleines Pflänzchen drängt große Mengen Erde beiseite, um sich entfalten zu können. Das zeigt die Kraft, die im Holz-Element enthalten ist.

Mit diesen Gewohnheiten stärken Sie Ihr Holz-Element:

1. Beginnen Sie etwas Neues: Lernen Sie ein Musikinstrument, beginnen Sie zu malen, lernen Sie eine Sprache oder beginnen Sie zu boxen.
2. Bewegen Sie sich spielerisch, ohne Leistungsdruck. Laufen Sie, statt zu gehen, springen Sie herum wie Kinder oder kleine Hunde. Tanzen und singen Sie dabei aus vollem Hals. Machen Sie nur Sport, der Ihnen Spaß macht.
3. Sorgen Sie für Ihr geistiges und spirituelles Wachstum: Lesen Sie Bücher, hören Sie interessante Hörbücher, besuchen Sie Seminare, schließen Sie sich einer Diskussionsgruppe an. Ein Baum hört auch nie auf zu wachsen.
4. Bringen Sie mehr Spaß in Ihr Leben. Beginnen Sie den Tag mit einem Lächeln und versuchen Sie einmal, einfach ohne Grund zu lachen. Schauen Sie sich lustige Filme an und treffen Sie sich mit Menschen, die Ihnen guttun und die Sie fröhlich machen.
5. Hinterfragen Sie regelmäßig Ihre Überzeugungen über das Leben. Sind diese wirklich wahr? Oder gibt es Meinungen, die Sie loslassen könnten? Versuchen Sie, offen für andere Sichtweisen zu sein, und seien Sie sich sicher, dass Sie auch ohne starre Meinungen ein wertvoller, aufrechter Mensch sind.

Die Leber sorgt für den freien Fluss des Qi

Das Qi – die „Lebensenergie" – fließt durch den ganzen Körper und versorgt alle Organe und Körperteile mit Wärme, Kraft und Schutz. Wir brauchen ausreichend Qi, um gesund zu sein. Den Großteil davon bekommen wir durch unsere Ernährung: Die Milz ist zuständig dafür, das Qi aus der Nahrung zu extrahieren.

Die Leber hat die Aufgabe, den freien Fluss des Qi zu kontrollieren. Wenn das Qi nicht frei fließt, kommt es über kurz oder lang zu Schmerzen oder anderen körperlichen Problemen. Da das Qi auch das Blut bewegt, führt eine Qi-Stagnation über kurz oder lang zu einer Blut-Stagnation.

Wandernde, leichte Schmerzen deuten auf eine Qi-Stagnation, fixierte, starke Schmerzen, zum Beispiel starke Menstruationsbeschwerden mit klumpigem Blut oder Endometriose, deuten auf eine Blut-Stagnation hin.

Der eingeschränkte Qi-Fluss

Gefühle, zum Beispiel Ärger, Freude, Angst und Traurigkeit, wirken sich auf den Qi-Fluss aus – sowohl positiv als auch negativ. Bei negativen Gefühlen wie Angst oder Trauer können Sie die Behinderung auf den Qi-Fluss als Klumpen im Bauch, als etwas, das sich in Ihnen aufstaut, direkt spüren. Auch äußere Einflüsse wie das Wetter, aber auch unsere Ernährung haben auf das Qi Auswirkungen, ebenso wie Stress, Zeitdruck und Hektik. Schmerzen können zum einen ein Hinweis auf einen behinderten Qi-Fluss sein, also durch eine Stagnation ausgelöst werden, sie können aber auch selbst zu einer Stagnation führen.

Der freie Qi-Fluss

Ein freier Qi-Fluss sorgt dafür, dass wir emotional ausgeglichen sind, also nicht unter starken Gefühlsschwankungen oder Wutausbrüchen leiden, dass wir eine regelmäßige Verdauung bzw. eine regelmäßige Menstruation haben und dass wir frei von Schmerzen sind.

Wetteränderungen stören uns nicht. Außerdem sind wir flexibel und anpassungsfähig in unseren Ansichten und damit das Gegenteil von stur und starr. Wir können uns gut auf neue Situationen und Veränderungen einlassen, ohne die Angst, unser Gesicht zu verlieren. Wir machen gerne Pläne und setzen uns Ziele, können diese aber auch ohne große Probleme wieder abändern.

Hinweise dafür, dass Ihr Qi nicht frei fließt

- Spannungsgefühle unter den Rippenbögen, seitlich des Bauches
- Reizbarkeit, Frustrationsgefühle, Ungeduld (Es fühlt sich an, als ob „alles stehen würde", und man fragt sich, „wann es endlich weitergeht".)
- Schmerzen, z. B. Krämpfe, Kopfschmerzen
- unregelmäßige Blutungen, Schmerzen und PMS (Sie zeigen alle eine Leber-Qi-Stagnation an – bei Frauen ist die Menstruation eng mit der Leber verbunden.)
- Völlegefühl, Reflux oder Blähungen (Häufig ist die Verdauung beteiligt, da die Leber auch hier den Fluss des Qi kontrolliert: Der Magen führt hinab vom Mund über den Darm bis zum After, die Milz führt hinauf, sie ist für die Aufnahme der Nährstoffe zuständig.)

Im Fünf-Elemente-Zyklus kontrolliert Holz (Leber) die Erde (Milz). Eine zu aktive Leber, etwa wenn sie zu heiß wird, „attackiert" die Milz und es kommt zu Verdauungsbeschwerden. Abgesehen von zu üppiger Nahrung, zu vielen Fertigprodukten, Alkohol und Zucker führen vor allem Emotionen und Stress zu einer Leber-Qi-Stagnation.

Sie kennen sicher das Sprichwort: „Mir ist eine Laus über die Leber gelaufen." Die Leber reagiert sehr empfindlich auf emotionale Einflüsse, so kann ein Streit mit der Arbeitskollegin schon mal zu Kopfweh oder Blähungen führen.

Die Leber will sich frei entfalten, sie braucht Raum und möchte die Welt erobern. Was sie gar nicht mag, ist Druck – weder Leistungsdruck noch Zeitdruck. Wenn Sie Ihre Gefühle immer kontrollieren oder unterdrücken, belastet das auf Dauer Ihre Leber. Körperlich führt eine anhaltende Leber-Qi-Stagnation zu Hitze. Sozusagen wie ein Druckkochtopf, in dem es brodelt, und dieses Bild lässt sich auch ausbauen – denken Sie etwa an plötzliche Wutausbrüche.

Charaktere mit einer verstärkten Neigung für eine Qi-Stagnation:

- Perfektionisten
- sehr rücksichtsvolle Menschen
- sehr beherrschte, kontrollierte Menschen
- sehr leistungsbetonte Menschen

Das Blut in der TCM

Blut ist in der TCM die materielle Form des Qi. Es ist also nicht mit unserer westlichen Vorstellung von Blut gleichzusetzen, obwohl es auch einige Überschneidungen gibt. So stärken beispielsweise eisenreiche Nahrungsmittel auch nach TCM das Blut, Anämie gilt als Blut-Mangel.

Blutbildung nach TCM

Hauptquelle für die Blutbildung ist das Qi, das mithilfe der Milz aus der Nahrung gewonnen wird. Wenn das Qi, zum Beispiel durch minderwertiges oder nicht ausreichendes Essen, im Mangel ist, folgt häufig auch ein Blut-Mangel. Das zeigt erneut die Bedeutung einer richtigen Ernährung: Sie ist nicht nur für die Qi-Produktion, sondern auch für den Zustand unseres Bluts verantwortlich. Nicht umsonst bildet die Ernährungstherapie die Basis für alle anderen Therapien in der TCM, ob Akupunktur oder Kräutermedizin. Damit ausreichend Blut gebildet werden kann, muss also die Verdauung gut funktionieren.

Die Rolle der Leber für das Blut

Die Leber speichert das Blut und ist gemeinsam mit der Milz im Wesentlichen für dessen Qualität und Menge verantwortlich. Außerdem verteilt die Leber das Blut im Körper. Einen Mangel merken Sie zum Beispiel an trockenen Augen (siehe auch „Die Leber öffnet sich in die Augen", Seite 13), an einem blassen Gesicht, an Anämie. Wenn das Leber-Qi nicht frei fließt (siehe „Leber-Qi-Stagnation", Seite 23) kommt es in Folge ebenfalls häufig zum Blut-Mangel. Das Qi hat nämlich auch die Aufgabe, das Blut zu bewegen.

Die Leber stellt außerdem das Blut für die Menstruation zur Verfügung. Spärliche oder ausbleibende Blutungen zeigen einen Leber-Blut-Mangel.
Auf der psychischen Seite sind „dünne" Nerven, Schreckhaftigkeit, innere Unruhe und Schlafprobleme typische Anzeichen für einen Blut-Mangel.

Das Blut im Körper

- nährt
- befeuchtet
- kühlt
- beruhigt die Nerven
- sorgt für guten Schlaf

Das hilft bei Blut-Mangel

Achten Sie bei Blut-Mangel auf ein nährstoffreiches Essen und eine gute Verdauung, stärken Sie die Milz mit regelmäßigen, gekochten Mahlzeiten. Sorgen Sie zudem für einen freien Fluss Ihres Leber-Qi. Auch ausreichender Nachtschlaf und Pausen untertags sind sehr wichtig für die Erholung des Bluts.

Die Leber öffnet sich in die Augen

Alle Symptome, die mit den Augen zu tun haben, zeigen eine Beteiligung der Leber – von der Bindehautentzündung über die Trockenheit bis zu tränenden Augen. Rote Augen deuten auf Leber-Hitze hin, gelbe Augen auf feuchte Hitze. Die Augen werden vom Leber-Blut genährt, welches für gute Sehkraft und gute Befeuchtung sorgt. Ich möchte betonen, dass das für die Sicht der TCM auf die Leber gilt. Es bedeutet nicht, dass Ihre Leberwerte im Labor nicht in Ordnung sind, wenn Sie rote oder tränende Augen haben.

Die Leber zeigt sich in den Nägeln

Glänzende, feste Finger- und Zehennägel sind Zeichen einer gesunden Leber. Wenn Ihre Nägel rissig sind, Rillen oder weiße Flecken haben, zeigt das in vielen Fällen einen Leber-Blut-Mangel. Sie können sich das so vorstellen: Es ist zu wenig Blut da, um bis zu Ihren Nägeln zu fließen, denn diese sind sozusagen „am Ende des Blutes".

Die Leber beherrscht Sehnen und Bänder

Auch Sehnen und Bänder werden von der Leber mit Blut genährt, sodass sie geschmeidig und fest bleiben. Eine Schwäche des Leber-Blutes kann dazu führen, dass die Bänder immer wieder überdehnt werden oder zum Beispiel Sehnenscheidenentzündungen auftreten. Bei Entzündungen ist auch eine innere Hitze vorhanden.

Die Muskelspannung wird ebenfalls von der Leber kontrolliert. Wenn Ihre Muskeln hart sind, eine hohe Spannung zeigen oder zu Krämpfen neigen, deutet das auf eine angespannte Leber hin. Die Kraft der Muskeln gehört zur Milz (Erde), diese beherrscht das Fleisch.

Die Leber plant, die Gallenblase entscheidet

Machen Sie gerne Pläne und entwerfen Sie Strategien, um Ihre Ziele zu erreichen? Das zeigt eine gute Leber-Energie. Die Leber ist in der TCM nämlich der „General", der Pläne macht und Strategien entwirft. Im Gegensatz dazu haben Menschen, die immer alles auf sich zukommen lassen, quasi dem Zufall überlassen, wahrscheinlich ein schwaches Leber-Qi. Sie wundern sich vielleicht, warum die Umstände in ihrem Leben nicht besser sind.

Sie kennen sicher auch jemanden, der zwar immer viele Ideen hat und Pläne macht, aber sich schwer für eine entscheiden kann und letztlich auf allen Hochzeiten tanzt. Das zeigt eine schwache Gallenblase. Die Gallenblase ist für das Treffen von Entscheidungen zuständig. Sie ist der „Beamte", der für das Durchführen der Pläne verantwortlich ist. Wenn Sie sich nicht entscheiden können, bleiben Ihre Pläne in der Luft hängen.

Im Idealfall machen wir klare Pläne, um unsere Ziele zu erreichen, sind aber flexibel genug, um sie auch wieder zu ändern. Die Leber will sich frei entfalten und hasst Druck. Es ist also auch das Zeichen eines Ungleichgewichts, wenn wir jedes Detail im Leben planen, Spontaneität nicht ertragen und keine Abweichungen dulden (siehe „Seien Sie wie Bambus, biegsam und stark", Seite 9).

Ein Mensch mit einer ausgeglichenen Leber-Energie kann sich auch wieder zurückziehen, wenn ihn die Durchführung der Pläne zu viele Ressourcen kostet oder wenn sie jemandem schaden könnte. Und er kann Kritik annehmen, ohne sich angegriffen zu fühlen.

Die Emotion der Leber ist die Wut

Als ich vor vielen Jahren in einer PR-Agentur arbeitete, bestellte mich mein Chef eines Tages in sein Zimmer. Er hielt mir einen Ordner vor die Nase und warf mir vor, dass ich einen Zettel falsch eingeordnet hätte. Er schrie mich an und hatte einen richtigen cholerischen Anfall. Damals hat mich das sehr belastet und ich bekam Albträume wegen seiner Ausbrüche. Heute weiß ich, dass er wohl eine zu „heiße" Leber hatte. Dazu passte auch sein Lieblingsessen: gegrilltes Fleisch. Ich hingegen war der typische „Leber-Qi-Stagnations-Typ", weil ich meinen Ärger vorzugsweise hinunterschluckte und nicht ausdrücken konnte.

Emotionen zählen in der Traditionellen Chinesischen Medizin zu den Auslösern von Krankheiten. Das gilt dann, wenn sie sehr heftig sind und/oder lange andauern – und wenn sie zu oft hinuntergeschluckt und nicht verarbeitet werden. Ein bisschen Wut und Aggression im Leben ist also durchaus gesund! Wenn wir unseren Ärger auf Dauer nicht zulassen und immer so tun, als ob ohnehin alles in Ordnung wäre, führt das zuerst zu einer Leber-Qi-Stagnation und später zu einer Leber-Hitze. Daraus können Krankheiten entstehen wie Bluthochdruck, Verdauungsbeschwerden und Augenkrankheiten.

Wut zulassen, aber kontrolliert

Wut, die sich in unkontrollierbaren Anfällen äußert, ist auf Dauer ebenfalls gesundheitsschädlich. Es geht, wie so oft in der TCM, um das richtige Maß. Drücken Sie Ihren Ärger aus, aber ohne andere körperlich oder seelisch zu verletzen. Das ist eine Kunst, die jeder von uns lernen kann. Wut achtsam zu verarbeiten bedeutet, sie zuerst urteilsfrei anzuerkennen (aha, da ist Wut). Spüren Sie dann im Körper nach, welche Empfindungen da sind und beruhigen Sie diese mit Atemübungen und Bewegungen, anstatt sie an anderen Menschen auszuagieren. Erst danach ist der Zeitpunkt, eine Lösung für das Problem zu finden.

Beides also, sowohl die ständige Unterdrückung von Ärger und Wut als auch das übertriebene Ausleben davon zeigen ein Ungleichgewicht der Leber an. Die körperlichen Auswirkungen gehen in zwei Richtungen: Große Wut, Ärger und Zorn wirken erhitzend und führen auf Dauer zu einer Leber-Hitze und zu den damit verbundenen Beschwerden. Wenn die Leber aber durch andere Faktoren zu heiß ist, zum Beispiel durch viel scharfes Essen und Alkohol, kann das auch erst zur Entstehung der heißen Emotionen Wut und Zorn führen.

Ärger und Wut zu unterdrücken schnürt unser Qi ein und führt zu einer Leber-Qi-Stagnation, die sich auf Dauer auch zu einer Hitze entwickeln kann. Die Symptome einer Leber-Hitze sind tiefgehender und stärker als jene einer Leber-Qi-Stagnation, sie zeigen sich zum Beispiel im Unterschied zwischen heftigen und leichten Kopfschmerzen.

Die Auswirkungen von Emotionen auf die Organsysteme

Jede Emotion hat eine direkte Auswirkung auf unsere körperliche Energie und bestimmte Organsysteme. Wenn wir genau in uns „hineinspüren", merken wir das auch. Zum Beispiel bekommen wir einen heißen Kopf, wenn wir uns ärgern. Und der Magen verknotet sich, wenn wir uns viele Sorgen machen (sich Sorgen zu machen ist die Emotion von Milz/Magen).

Längst ist das nicht nur in der TCM bekannt. Auch in unserer Sprache können wir Beispiele für diese Zusammenhänge finden. Wir „sprechen frei von der Leber weg", wenn wir ohne Bedenken unsere Ansichten kundtun. Wenn es uns aber nicht gut geht, dann ist „uns eine Laus über die Leber gelaufen". Wenn wir uns ärgern, dann „steigt uns die Galle hoch" und wenn jemand so richtig wütend ist, dann „spuckt er Gift und Galle" und sein Gegenüber ist dann möglicherweise „eine beleidigte Leberwurst".

Wie können Sie verhindern, dass Ihre Gefühle Sie krank machen? Gehen Sie dafür in sich und schauen Sie ehrlich hin: Welche Emotionen sind bei Ihnen häufig vorhanden? Versuchen Sie, Ihre Emotionen in ein gesundes Maß zu bringen, sie also zu akzeptieren, zuzulassen und auszudrücken, ohne andere zu verletzen oder „über das Ziel hinauszuschießen".

Helfen kann Ihnen dabei die Ernährung. Ernährungstipps finden Sie bei den Syndromen Leber-Qi-Stagnation und Leber-Hitze (siehe Seite 23 und 34). Welche Tätigkeiten und Routinen Ihnen außerdem dabei helfen können, Ihre Emotionen in ein gutes Maß zu bringen, finden Sie im folgenden Kasten:

10 Tipps, um Emotionen auf gesunde Art zu verarbeiten

1. Meditation, Achtsamkeit
2. das Üben von Toleranz und Offenheit
3. Yoga, Qi Gong, Shiatsu
4. Sportarten wie Boxen, um unterdrückte Gefühle herauszulassen
5. Psychotherapie
6. das Schreiben eines Tagebuches
7. die (erlernbare) Fähigkeit, Altes loszulassen
8. ein regelmäßiger Rhythmus von Erholung und Arbeit
9. ausreichender und regelmäßiger Schlaf
10. ein Ausgleich von Anspannung und Entspannung (Pausen machen!)

Klima, Wetter und Gesundheit

Haben Sie eine Abneigung gegen „windiges Wetter"? Oder bekommen Sie bei Wind Kopfschmerzen, werden Sie gereizt? Das könnten ein Zeichen dafür sein, dass Ihre Leber nicht im Gleichgewicht ist.

Der Wind ist ein klimatischer Einfluss, der mit dem Frühling verbunden ist, der Jahreszeit der Leber. Gerade im Frühling sollte man sich vor Wind schützen, um Krankheiten zu vermeiden. Äußerer Wind kann den Körper aber in allen Jahreszeiten befallen. Kälte, Feuchtigkeit und Hitze verbinden sich gerne mit Wind, um in den Körper einzudringen. So gilt eine Erkältung in der TCM als „Wind-Kälte", also als Kälte, die mit dem Wind in den Körper eingedrungen ist. Eine Grippeerkrankung mit hohem Fieber gilt als „Wind-Hitze", ebenso verhält es sich mit infektiösen Krankheiten.

In der Traditionellen Chinesischen Medizin stellt man sich vor, dass die äußeren klimatischen Bedingungen auch im Körperinneren herrschen und dort zu Ungleichgewichten führen können. Innere Feuchtigkeit ist zum Beispiel an Wasseransammlungen und Schweregefühl zu merken, innere Hitze als Sodbrennen oder rotem Hautausschlag.

Der Wind beunruhigt die Leber

Der innere Wind befällt die Leber und sorgt für Symptome, die dem äußeren Wind ähneln: Er ist ständig in Bewegung, tritt plötzlich auf und wechselt schnell seinen Standort. Wie eine Böe kann er in einen Teil des Körpers fahren und dort für Aufruhr sorgen.

Innerer Leber-Wind zeigt sich zum Beispiel in Symptomen wie Muskelzittern und Tremor, in verschiedenen Tics, bei Morbus Parkinson, Drehschwindel und auch Juckreiz.

Ein extremer Fall von innerem Wind ist ein Schlaganfall, auch ein epileptischer Anfall gehört in dieses Bild. Sie können sich inneren Wind vorstellen wie einen Wind, der durch einen leeren U-Bahn-Schacht pfeift. Die Ursachen sind eine extreme Leere an Blut oder Yin (Substanz) oder eine große innere Hitze.

Die energetische Hochzeit

Nach der Organuhr hat jedes Organ innerhalb der 24 Stunden eines Tages zwei Stunden lang eine energetische Hochzeit und zwölf Stunden später eine Tiefzeit. Auffälligkeiten zu diesen Tageszeiten können auf ein Ungleichgewicht des Organs hindeuten.

Die energetische Hochzeit der Leber ist zwischen 1 und 3 Uhr früh. Wenn Sie etwa regelmäßig um 2 Uhr morgens aufwachen, könnte das eine Anspannung Ihrer Leber zeigen. Etwa zwölf Stunden später, also zwischen 13 und 15 Uhr, ist ein Mittagsschlaf oder auch ein entspannender Spaziergang gut für Ihre Leber und unterstützt Sie während deren Tiefzeit.

Die Gallenblase hat als das Partnerorgan der Leber zwischen 23 und 1 Uhr ihre Hochzeit. Tief zu schlafen ist um diese Zeit besonders wichtig, um Leber und Gallenblase zu stärken.

Der saure Geschmack reist zur Leber

„Sauer macht lustig" – diesen Spruch kennen Sie bestimmt. Nach TCM stimmt das tatsächlich, da der saure Geschmack die Leber entspannt und, wie wir wissen, die Leber für Ärger, Zorn und Frust zuständig ist.

Ein kleiner Orangensaft, ein Früchtetee oder ein paar Sprossen über dem Essen können bei Ärger beruhigend wirken. Zu viel Saures, zum Beispiel jeden Tag zum Frühstück einen Joghurt mit Orangensaft oder ein in Essig ertränkter Salat zum Mittagessen, ist dagegen nicht gut für die Leber und schwächt sie.

Geben Sie gerne viel Essig in den Salat? Ein starkes Verlangen nach sauren Nahrungsmitteln kann ein Zeichen sein, dass Ihre Leber im Ungleichgewicht ist, ebenso wie ein säuerlicher Geschmack im Mund. Auch wenn Sie Saures als grauslich empfinden, zeigt das ein Leber-Ungleichgewicht.

Zusammenfassend kann man sagen: Saures in Maßen stärkt die Leber, zu viel Saures schwächt die Leber. Die meisten sauren Lebensmittel sind kalt bis kühlend, es gibt auch saure Lebensmittel, die wärmend wirken. Einige Beispiele finden Sie in der folgenden Tabelle:

Kalte bis kühlende saure Nahrungsmittel:	Saure Nahrungsmittel, die wärmend wirken:
• Buttermilch • Hagebuttentee • Himbeeren • Joghurt • Kiwis • Preiselbeeren • Sauerkraut • saure Sahne • Tomaten • Weißwein • Weizenbier • Zitronen, Orangen	• Dill • Essig • Korianderkraut • Petersilie

Therapeutische Anwendung des sauren Geschmacks

Saures wirkt astringierend, also zusammenziehend, und ist gut für das Yin, weil es Säfte und Substanz bewahrt. Daher ist Saures günstig bei starkem Schwitzen im Sommer oder beim Sport, bei häufigem Aufenthalt in trockenem Raumklima (Computer, Klimaanlage) und auch bei innerer Unruhe und einem zerstreuten Geist.

Ungünstig ist Saures dagegen im Anfangsstadium von Erkältungen, denn es zieht den Krankheitserreger nach innen. Auch bei Schleim- oder Feuchtigkeitssymptomen, zum Beispiel bei Übergewicht, Ödemen und häufigen Erkältungen, sowie bei Durchblutungsstörungen, die sich zum Beispiel in Krampfadern, Hämorrhoiden und Angina Pectoris äußeren ist Saures nicht empfehlenswert.

Die Leber im Ungleichgewicht – Ursachen und Therapien

In diesem Kapitel lernen Sie die typischen Symptome kennen, die ein Ungleichgewicht der Leber zeigen. Und Sie erfahren, welche Nahrungsmittel und Lebensstiländerungen helfen können, um alles wieder in ein gutes Maß zu bringen.

Wichtiger Hinweis

Die Syndrome, die der Leber und der Gallenblase zugeordnet werden, sind nicht in allen TCM-Büchern dieselben. Bitte wundern Sie sich nicht, wenn Sie in anderen Büchern leichte Abwandlungen finden. So kommen z.B. die Syndrome „Gallenblasen-Qi-Mangel" und „Blut-Stagnation" in manchen Büchern vor, in anderen nicht. Ich habe jene Syndrome ausgewählt, die am häufigsten vorkommen und mir am wichtigsten erscheinen. „Kälte im Leber-Meridian" fehlt etwa in meiner Aufzählung (Symptome: Ziehen und Schmerzen im unteren Bauch und Hoden).

Aber zuerst noch eine wichtige Frage: Woran merkt man eigentlich, dass die Leber nach TCM im Gleichgewicht ist und dass es ihr gut geht?

Zeichen einer starken Leber-Energie

Das sind die Hinweise auf eine Leber, der es gut geht: Man hat eine regelmäßige Verdauung und eine regelmäßige Menstruation, leidet nicht unter Schmerzen, Spannungsgefühlen oder Verspannungen, die Emotionen sind ausgeglichen. Der Mensch ruht in sich selbst und ist offen für Neues. Er kann schnell und sicher Entscheidungen treffen und ist eine gute Führungspersönlichkeit. Er beharrt nicht auf seiner Meinung und ist offen für Kritik. Er plant gerne und setzt seine Pläne auch um. Eine starke Leber-Energie zeigt sich in einer Freude an Bewegung und in einem geschmeidigen, starken Körper. Äußere Einflüsse wie Gerüche, Wind und Wetterumschwünge beeinflussen das Wohlbefinden nicht.

Für alle, die mehr wissen wollen: Die Bedeutung von Yin und Yang

Sie kennen sicher das Yin-Yang-Symbol. Das Schwarze steht für das Yin (die Nacht, die Ruhe, die Kälte und das weibliche Prinzip). Das Weiße steht für das Yang (den Tag, die Bewegung, die Wärme und das männliche Prinzip).
Die weiße Form enthält einen schwarzen Punkt und umgekehrt. Das bedeutet, dass jedes Yin auch Yang enthält und jedes Yang auch Yin. Die beiden brauchen sich gegenseitig, da sie alleine nicht existieren können. Ohne Helligkeit gibt es keine Dunkelheit, ohne Wärme keine Kälte.

Auch die Kälte kann man wieder in Yin und Yang aufteilen, eiskalt (Yin) versus mäßig kalt (Yang). Und so geht es immer weiter, jedes Phänomen kann unendlich weiter in Yin und Yang aufgeteilt werden. Yin und Yang kontrollieren sich gegenseitig, sodass sie im dynamischen Gleichgewicht bleiben. Dynamisch bedeutet, dass sich das Verhältnis immerzu wandelt. Das absolute Gleichgewicht gibt es nicht. Das ist auch gut zu wissen, um sich kein unrealistisches Ziel zu setzen. Einige Symptome eines Mangels sind also durchaus normal, da Yin und Yang sich immer neu austarieren. Und eines kann sich ins andere verwandeln, zum Beispiel extreme Hitze (hohes Fieber) in Kälte (Schüttelfrost).

Der Mensch ist gesund, wenn Yin und Yang ausreichend vorhanden sind und wenn sich Yin und Yang im (ungefähren) Gleichgewicht befinden. Das Yin können Sie sich vorstellen als alles Materielle im Körper, alle Substanz wie Blut, Körpersäfte, Knochen, Gewebe, Zähne, Muskeln. Das Yang können Sie sich vorstellen als alles Immaterielle im Körper wie Qi, die Lebensenergie, Wärme, Antrieb, Lust auf Bewegung, Libido, Fruchtbarkeit, Gedanken, geistige Prozesse und Emotionen.

Yin und Yang in Leber und Gallenblase – das ist wichtig:

1. Die Leber ist „yangig" und neigt zu Hitze.
2. Blut und Yin sind wichtig, um diese „yangige" Tendenz auszugleichen.
3. Blut und Yin halten das Leber-Yang im Zaum, damit es nicht in die Höhe schießt und außer Kontrolle gerät (typisches Beispiel: starkes Kopfweh).
4. Die Leber neigt zu Blut- und Yin-Mangel, kennt aber keinen Qi-Mangel.
5. Die Syndrome Leber-Blut-Mangel und Leber-Yin-Mangel sind in der Praxis schwer zu trennen, sie gehen ineinander über. Yin-Mangel ist eher bei älteren Personen zu beobachten.
6. Die Syndrome Leber-Qi-Stagnation, Leber-Yin-Mangel, Leber-Hitze und hochschießendes Leber-Yang bilden ein Kontinuum, bei dem eines zum anderen führt und sich gegenseitig bedingt. Die Stagnation erzeugt Hitze, die Hitze verbrennt das Yin, Blut-Mangel führt zu Hitze, zu wenig Yin lässt das Yang hochschießen. In der Praxis sieht man oft Symptome mehrerer dieser Syndrome nebeneinander.
7. Die Gallenblase ist so eng mit der Leber verbunden, dass Disharmonien meist beide Organe betreffen. Sie ist am anfälligsten für die Entwicklung feuchter Hitze, zum Beispiel in Form von Gallensteinen.

Leber-Qi-Stagnation

Ein freier Qi-Fluss sorgt für ausgeglichene Emotionen, eine regelmäßige Verdauung und eine regelmäßige, schmerzfreie Menstruation. An diesen Faktoren merken Sie auch am schnellsten, ob sich Ihr Qi staut.

Beispiele für eine Stagnation sind Stimmungsschwankungen, eine unregelmäßige Menstruation, Blähungen und Verstopfung bei Stress und Frust, auch unabhängig vom Essen. Schmerzen oder Spannungsgefühle, die irgendwo in Ihrem Körper auftreten, zeigen, dass Ihr Qi nicht frei fließt, denn in der TCM werden alle Schmerzen auf ein stagnierendes Qi und in der Folge auf ein stagnierendes Blut zurückgeführt. Unterstützen Sie also bei Schmerzen immer den Qi-Fluss, auch vorbeugend. Sämtliche Beschwerden, die mit einer Leber-Qi-Stagnation zu tun haben, werden bei Stress schlechter.

Um das Qi zu bewegen, wird in der TCM vor allem Akupunktur empfohlen, die Sie bei TCM-Ärzten durchführen lassen können. Durch Bewegung des Körpers unterstützen Sie ebenfalls den Qi-Fluss. Wichtig ist, dabei ohne Leistungsdruck vorzugehen, bewegen Sie sich „just for Fun". Es gibt aber auch einige Nahrungsmittel, die das Qi bewegen können und die Sie deshalb regelmäßig in Ihren Speiseplan integrieren können.

Nahrungsmittel, die das Qi bewegen können

- Apfelessig (unpasteurisiert)
- Artischocken
- Auberginen
- Blütentees wie Orangen- oder Rosenblütentee
- Fenchel
- grüne, frische Kräuter (besonders Basilikum, Kresse, Minze)
- Grünkohl
- Kohlrabi
- Kürbiskerne
- Kurkuma
- Löwenzahn
- Oliven
- Pfefferminz- und Jasmintee
- Radieschen, Rettich (roh)
- Rote Bete
- Safran
- Sprossen
- Staudensellerie (roh und gekocht)
- Zwetschgen

Diese Nahrungsmittel, Gewürze und Getränke wirken langsam, aber stetig. Für eine optimale Wirkung essen Sie regelmäßig kleine Mengen davon (mehr wirkt nicht besser, wichtiger ist die Regelmäßigkeit).

Die erwärmenden Gemüsearten Zwiebel, Knoblauch und Lauch bewegen ebenfalls das Qi, auch Schnitt- und Bärlauch bewegen das Qi, wenn sie auch etwas weniger wärmend als Zwiebel, Knoblauch und Lauch sind. Ich habe sie absichtlich nicht in die Tabelle aufgenommen, da sie bei innerer Hitze nicht geeignet sind. Aus meiner Praxis weiß ich, dass die meisten Menschen mit einer Leber-Qi-Stagnation auch Hitze-Symptome aufweisen, zum Beispiel unter Akne, Sodbrennen, Hitzewallungen oder starkem Schwitzen leiden. Wenn Ihnen ständig kalt ist, können Zwiebel & Co. gut für Sie sein. Achten Sie aber bitte auf die Menge und nehmen Sie lieber etwas weniger davon.

Wenn Sie Ihre Symptome verbessern wollen, achten Sie vor allem darauf, Ungünstiges zu reduzieren. Damit können Sie auf Dauer mehr erreichen als mit Akupunktur, Kräutern oder speziellen Nahrungsmitteln. Und ganz wichtig: Versuchen Sie, die Ernährungstipps nicht zu strikt zu befolgen. Denn das erzeugt wiederum neuen Druck, der der Leber schadet und eine neue Stagnation bewirkt. Vorrangig ist, sich zu entspannen und zu genießen.

Wenn das Qi über mehrere Monate oder sogar Jahre stagniert, entsteht eine „Reibungshitze". Eine Qi-Stagnation führt auf Dauer also immer zu Hitze. Achten Sie bei Ihrer Ernährung auf eine sanfte Kühlung und reduzieren Sie Nahrungsmittel und Getränke, die zu erhitzend wirken, das gilt ganz besonders für scharfe Gewürze, Zimt, Ingwer- und Gewürztee, Knoblauch sowie gegrilltes Fleisch.

Das hilft oft bei Symptomen der Qi-Stagnation

- Bewegung ohne Leistungsdruck
- das Zulassen, Anerkennen und Verarbeiten von Gefühlen
- Work-Life-Balance, also ein Ausgleich zwischen Erholung/Freizeit und Arbeit
- regelmäßiger Schlaf
- ein regelmäßiger Lebensrhythmus
- mehr pflanzliche und weniger tierische Nahrungsmittel (siehe Tabellen auf den Innenklappen)

Symptome einer Leber-Qi-Stagnation

Auf emotionaler Ebene
- Stimmungsschwankungen (himmelhoch jauchzend, zu Tode betrübt)
- plötzliche Gefühlsausbrüche
- Kloßgefühl im Hals, häufiges Räuspern und Seufzen
- Reizbarkeit
- Erschöpfung mit innerer Anspannung und Aggressivität
- Nägelbeißen
- nächtliches Zähneknirschen

Auf körperlicher Ebene
- Kopfschmerzen
- erhöhter Augeninnendruck (Vorstufe zu Glaukom)
- Spannungsgefühl in den seitlichen Rippen
- Blähungen und Völlegefühl
- Verstopfung, auch abwechselnd mit Durchfall
- unregelmäßige Verdauung, wechselnde Beschwerden
- Prämenstruelles Syndrom (PMS, z. B. Brustspannungen)
- unregelmäßige Menstruation
- Menstruationsbeschwerden (z. B. Bauchkrämpfe)
- Wetterfühligkeit
- kalte Hände und Füße (wenn Ihnen sonst warm ist)

Ursachen und Verstärker einer Leber-Qi-Stagnation

Auf emotionaler Ebene
- Stress, Leistungsdruck, Überarbeitung, Überforderung
- unterdrückte Emotionen

Auf körperlicher Ebene
- zu wenig Bewegung
- häufiges „Überessen", zu üppiges Essen
- zu hastiges und stressbedingtes Essen
- zu viel Saures (Essig, Orangen etc.)
- zu viel Fett
- zu viel Fleisch
- zu viele Süßigkeiten
- Fertigprodukte, Fast Food
- zu viel Alkohol bzw. Kaffee

Leber-Blut-Mangel

Zu wenig Blut merken Sie vor allem durch Trockenheit (zum Beispiel an trockenen Augen), innerer Unruhe, „dünnen" Nerven, Schlafproblemen und an brüchigen Nägeln und Haaren.

Im Unterschied zum Qi-Mangel sind Sie beim Blut-Mangel zwar „fix und fertig", können aber nicht abschalten und schlafen schwer ein. Beim Qi-Mangel sind Sie einfach nur erschöpft und könnten ständig schlafen – Sie haben keine Probleme, am Abend abzuschalten und schnell einzuschlafen.

Leitsymptom eines Blut-Mangels

Beim Blut-Mangel spüren Sie innere Unruhe und können schwer abschalten. Ihre Nerven müssen nach TCM in ausreichend Blut ruhen, um ruhig und stark zu sein. Wenn zu wenig Blut da ist, liegen sie sozusagen „trocken", die Nerven sind dann „dünn".

Nahrungsmittel, die das Blut stärken:

- rote und dunkle Beeren (saisonal, nicht tiefgekühlt)
- Blattgemüse und Brokkoli
- Eigelb
- Endivien- und Feldsalat
- Fisch (besonders fettreicher wie Hering, Lachs, Karpfen, Sardinen)
- Grünkohl
- Hülsenfrüchte (besonders Kichererbsen, Kidneybohnen, Linsen)
- Huhn (zum Beispiel Hühnerkraftsuppe nach einer Geburt)
- Kirschen
- grüne, frische Kräuter
- Kürbis
- schwarze Melasse
- Olivenöl
- Pinienkerne
- Rind (in Maßen, bekömmlich zubereitet)
- Rosenkohl
- Rote Bete (auch als Saft)
- schwarzer Sesam
- rote Weintrauben (auch als Saft)
- Trockenfrüchte (besonders Aprikosen, Datteln, Rosinen, Goji- und Maulbeeren)
- Wurzelgemüse wie Karotten, Pastinaken, Süßkartoffeln

Passen Sie diese Empfehlungen zum Blutaufbau bitte an Ihre persönliche Verdauungsstärke an. Ihr Körper kann nur das in Blut umwandeln, was er auch verdauen kann. Blähungen, Völlegefühl und andere Verdauungsbeschwerden sind Zeichen dafür, dass Ihr Körper die Nährstoffe nicht umwandeln und so auch kein Blut daraus bilden kann.

Extra-Tipps für den Blutaufbau

Rote-Bete- oder Rote-Trauben-Saft: Trinken Sie zwei Wochen lang täglich 125 ml Saft aus Roten Beten, beziehungsweise roten Trauben. Achten Sie auf eine gute Qualität der Säfte.

Rinder- und Hühnerleber: Ein sehr starkes Tonikum für das Leber-Blut ist die Leber von Tieren. Rinder- und Hühnerleber sind allerdings auch schwer verdaulich und sollten nur in kleinen Mengen ab und zu gegessen werden. Wenn der Blut-Mangel sehr ausgeprägt ist, kann eine Kur mit Tierleber aber hilfreich sein. Essen Sie zum Beispiel einige Wochen lang alle zwei bis drei Tage einige kleine Stücke Leber mit Reis(-suppe). Reis macht die Leber bekömmlicher und wird in der TCM als Basis für die therapeutische Verwendung von Nahrungsmitteln empfohlen.

Rotwein und Eigelb: Falls Sie nur selten Alkohol trinken, können Sie auch Rotwein als Blut-Tonikum zu sich nehmen (aber Achtung: zu viel Alkohol kann dem Blut schaden). Meine Lehrerin in der Ausbildung zur TCM-Ernährungsberaterin hat auch empfohlen, ein Eigelb in Rotwein einzurühren und zu trinken.

Hinweis

Alle Blut-Tonika werden allerdings auf Dauer nicht helfen, wenn Sie Ihre blutschädigenden Gewohnheiten nicht reduzieren.

Symptome eines Leber-Blut-Mangels

Auf emotionaler Ebene:

- Schreckhaftigkeit, Ängstlichkeit
- Einschlafstörungen, die Unfähigkeit, abschalten zu können
- unruhiger Schlaf, viele Träume
- Schlafwandeln

Auf körperlicher Ebene:

- Schwindel, ein benommenes Gefühl
- Haarausfall (z. B. nach einer Geburt)
- trockene Augen
- Flecken im Gesichtsfeld, verschwommenes Sehen
- Nachtblindheit
- ein blasses Gesicht und blasse Lippen
- brüchige Nägel und Haare
- trockene Haut
- Taubheitsgefühle in den Gliedmaßen, Muskelzittern
- spröde Sehnen und empfindliche Bänder
- spärliche Menstruationsblutung
- unregelmäßige Menstruation
- trockener Stuhl
- Anämie, Eisenmangel

Ursachen und Verstärker eines Leber-Blut-Mangels

Auf emotionaler Ebene:

- Überarbeitung, Überforderung, Stress

Auf körperlicher Ebene:

- viel Computerarbeit und hoher Fernsehkonsum
- Schlafmangel, Schicht- und Nachtarbeit
- chronische Krankheiten
- Blutverlust durch Geburten oder Unfälle
- zu häufiges Blutspenden
- Rauchen
- zu wenig Essen (Mahlzeiten auslassen, Diäten)
- nährstoffarmes Essen (Fertigprodukte)
- zu viel trockenes Essen (Brezeln, Chips, Brot)
- zu wenig Eiweiß, zum Beispiel bei einer veganen Ernährung
- zu viele scharfe Gewürze (Zimt, Ingwer, Gewürznelken), zu viel Gewürztee
- zu viel Kaffee, Schwarz- oder Grüntee

Das Blut in der TCM

Das Blut ist die materielle Form des Qi. Bei einem Blut-Mangel muss man immer auch das Qi stärken, also die Verdauung (Milz-Qi). Das macht man über mehr gekochtes und weniger rohes und kaltes Essen.

Hat der Körper zu wenig Blut, kommt es zu Trockenheit, Mangelerscheinungen (an Nägeln, Haaren, Haut), zu Anämie, Erschöpfung, „dünnen" Nerven, Unruhe und Schlafproblemen.

So stärken Sie Ihr Blut

- Der wichtigste Ernährungstipp, um Ihr Blut zu stärken, lautet: Reduzieren Sie zu scharfe, bittere und erhitzende Gewürze, Nahrungsmittel und Getränke und essen Sie sanft kühlende bis sanft wärmende Nahrungsmittel, saftig zubereitet.
- Unterstützen Sie Ihr Milz-Qi, die Quelle des Bluts, mit regelmäßigen, gekochten Mahlzeiten.
- Essen Sie häufig saftige Speisen wie Suppen, Eintöpfe und Kompotte.
- Machen Sie, wenn möglich, regelmäßig einen Mittagsschlaf oder Erholungspausen.
- Lernen Sie Entspannungsübungen oder Meditation.
- Gehen Sie vor Mitternacht zu Bett.

Leber-Yin-Mangel

Ein Leber-Yin-Mangel entsteht einerseits durch zu viel Hitze und einen länger bestehenden Blut-Mangel. In der TCM ist Blut ein Teil des Yin, Yin-Mangel geht tiefer als Blut-Mangel. Aber auch ein höheres Alter kann dazu beitragen, einen Leber-Yin-Mangel zu entwickeln. Die Wechseljahre gehören zwar eigentlich zum Nieren-Yin, dieses ist aber energetisch eng mit dem Leber-Yin verknüpft (im Fünf-Elemente-Zyklus sind die Nieren die „Mutter" der Leber). Deshalb finden sich bei den Symptomen auch die typischen Wechseljahrbeschwerden, wie Schlafstörungen und Hitzewallungen.

Das Yin ist die kühlende, nährende Substanz, die das seiner Natur nach starke Leber-Feuer (Yang) in Schach halten muss. Die beiden beeinflussen sich gegenseitig: Zu viel Feuer verbrennt das Blut und das Yin, zu wenig Yin kann das Feuer nicht halten, sodass es zu stark wird.

Symptome eines Leber-Yin-Mangels

Auf emotionaler Ebene:
- Burn-out-Symptome
- innere Unruhe, Nervosität
- Schlafstörungen

Auf körperlicher Ebene:
- Haarausfall
- Schwindel (eher chronisch, weniger heftig als bei Leber-Hitze und hochschießendem Leber-Yang)
- trockene Augen
- trockener Mund
- trockene Haut und Schleimhäute
- brüchige Nägel
- spärliche Menstruationsblutung
- trockener Stuhl, Neigung zu Verstopfung
- Unfruchtbarkeit bei Frauen
- Bluthochdruck
- Osteoporose
- Hitzewallungen

Ursachen und Verstärker eines Leber-Yin-Mangels

- chronische Krankheiten
- zu wenig Schlaf
- starke Menstruationsblutungen
- zu häufiges Blutspenden
- Medikamenteneinnahme über längere Zeit
- Fasten und Diäten, zu wenig Essen
- nährstoffarmes Essen (Fertigprodukte, Industriekost)
- zu viel trockenes Essen (Brezeln, Chips, Brot)
- zu wenig Eiweiß (z.B. bei veganer Ernährung)
- zu viel Fleisch, Wurst, Gegrilltes und Frittiertes
- zu viele starke Gewürze (Zimt, Ingwer, Gewürznelken)
- zu viel Kaffee, Schwarz- und Gewürztee
- Alkohol, Zigaretten

Um Ihr Leber-Yin aufzubauen, müssen Sie einerseits Ihr Blut stärken (siehe „Leber-Blut-Mangel", Seite 26), das ein wichtiger Teil des Yin ist. Andererseits hilft saftiges Essen (zum Beispiel Gemüsesuppen, Kompotte, Eintöpfe mit viel Gemüse). Essen Sie außerdem Nahrungsmittel, die das gesamte Yin stärken, wie Samen, Kerne, mineralstoffreiches Getreide (Quinoa, Hafer, Amarant, Hirse, Vollkornreis), gute Fette und Hülsenfrüchte. In der folgenden Liste finden Sie Nahrungsmittel, die speziell das Leber-Yin stärken.

i

Nahrungsmittel, die das Leber-Yin stärken:

- Artischocken
- Avocados
- Brombeeren
- Couscous
- Eigelb
- Fettfische (besonders Hering, Makrelen, Sardinen, Lachs)
- Johannisbeeren (rot und schwarz)
- Maulbeeren
- schwarze Melasse
- Mungbohnen
- Olivenöl
- Pinienkerne
- schwarzer Sesam (ungeröstet) und Sesamöl
- Spinat
- Tomaten
- rote Weintrauben
- Ziegenmilch (kleine Mengen)
- Zitronen
- Zwetschgen

Diese Nahrungsmittel, Gewürze und Getränke wirken langsam, aber stetig. Für eine optimale Wirkung essen Sie regelmäßig kleine Mengen davon. Es geht also nicht darum, besonders viel davon zu essen, wichtig ist die Regelmäßigkeit.

Rezept

Spezielles Yin-Tonikum für Ihre Leber

Trinken Sie einige Wochen lang alle zwei Tage eine Tasse heißes Wasser, mit 1 Teelöffel schwarzer Melasse verrührt. Melasse gibt's im Bioladen oder Reformhaus, sie schmeckt ähnlich wie Malz. Neben der Leber stärkt sie auch das Nieren-Yin, was besonders gut für Knochen, Zähne, Haare und Nerven ist. Johannisbeersaft ohne Zuckerzusatz (Direktsaft) stellt eine Alternative dazu dar.

Hochschießendes Leber-Yang

Hochschießendes Leber-Yang können Sie sich vorstellen wie einen Feuerstrahl, der aus Ihrer Leber nach oben schießt. Da die physiologische Richtung des Leber-Qi sowieso nach oben geht und auch Hitze normalerweise aufsteigt, bemerken Sie die Symptome vor allem im Kopf. Typisch sind plötzliche, starke Kopfschmerzen, Drehschwindel, aber auch plötzliche Wutanfälle.

Das Yang kann nur deshalb so unkontrolliert hochschießen, weil Blut und Yin, die das Feuer in Schach halten sollen, im Mangel sind. Beim hochschießenden Leber-Yang ist die Hitze also begleitet von Blut- und Yin-Mangel, erkennbar zum Beispiel an Hitzewallungen, Erschöpfung und Nachtschweiß. Deshalb sollte man mit dem Kühlen und Hitze-Ausleiten beim hochschießenden Leber-Yang vorsichtig sein. Denken Sie daran, dass Sie für den Aufbau von Blut und Yin (also von Substanz) eine funktionierende Verdauung brauchen, sonst kann Ihr Körper die guten Nährstoffe nicht umwandeln. Und die Verdauung (Milz-Qi) funktioniert nach TCM mit Wärme, deshalb kann zu viel kaltes Essen schaden.

Die Unterscheidung zur reinen Leber-Hitze

Die Unterscheidung, ob eine reine Leber-Hitze oder ein hochschießendes Yang mit Yin-Mangel vorliegt, ist oft nicht eindeutig zu treffen. Die Symptome ähneln einander und unterscheiden sich oftmals nur in ihrer Stärke: Kopfschmerzen und Schwindel sind bei einer reinen Leber-Hitze heftiger als bei einem hochschießenden Yang. Außerdem sind sie bei einem Yin-Mangel von Leere-Symptomen wie Erschöpfung begleitet. Eine reine Hitze ohne Mangel erkennen Sie daran, dass Ihnen immer heiß ist und Sie voller Energie sind (siehe „Leber-Hitze", Seite 34).

Konkret sind bei einer reinen Hitze mehr Rohkost und Kaltes erlaubt als bei gleichzeitigem Blut- oder Yin-Mangel. Behalten Sie aber immer auch im Hinterkopf, dass es in der Praxis selten ist, dass jemand ganz eindeutig einem bestimmten Muster zuzuordnen ist. Verwenden Sie die Informationen bitte als Anhaltspunkte, nicht als unumstößliche Wahrheiten.

Symptome eines hochschießenden Leber-Yangs

Auf emotionaler Ebene:
- plötzliche Gefühlsausbrüche
- „dünne" Nerven, Unruhe

Auf körperlicher Ebene:
- Drehschwindel (heftig und plötzlich auftretend)
- plötzliche, starke Kopfschmerzen
- rote Augen
- Sehstörungen
- Ohrensausen, Tinnitus (plötzlich auftretend)
- Glaukom (Grüner Star)
- rote Wangen oder Flecken im Gesicht
- Bluthochdruck
- Hitzewallungen
- Schlafstörungen
- Nachtschweiß
- Verstopfung

Ursachen und Verstärker eines hochschießenden Leber-Yangs

Auf emotionaler Ebene:
- Stress, Leistungsdruck
- unterdrückte Emotionen (Leber-Qi-Stagnation)

Auf körperlicher Ebene:
- „Überessen" und zu üppiges Essen
- zu viele scharfe Gewürze (Zimt, Ingwer, Gewürznelken)
- Kaffee, Gewürz- und Ingwertee, Chai
- zu viel Fleisch (besonders frittiertes, gegrilltes und scharf angebratenes), salzige Wurst
- Garnelen, Langusten, Krabben
- Knoblauch, Lauch, Zwiebeln
- Schokolade, Kakao
- zu viel Alkohol, Zigaretten
- Fertigprodukte, Fast Food, Konservierungsmittel, Zusatzstoffe

Günstig sind kühlende Nahrungsmittel und Getränke sowie bittere Gemüsearten und Tees. Aber, wie weiter oben schon erwähnt, sollten Sie aufpassen, sich nicht zu stark abzukühlen, um Ihre Verdauung nicht zu schwächen. Eine zu starke Abkühlung merken Sie etwa an Durchfall oder daran, dass Ihnen kalt wird.

Erste Hilfe bei hochschießendem Leber-Yang

Bei akuten Beschwerden wegen eines hochschießenden Leber-Yangs helfen grüner Tee, Staudenselleriesaft oder -dekokt, also eine Art Tee aus aufgegossenem Staudensellerie. Für die Zubereitung solch eines Dekokts kochen Sie einige Stücke Stangensellerie 20 Minuten lang. Dann trinken Sie die Flüssigkeit nach dem Abseihen. Auch kleine Mengen von Joghurt oder Sauermilch beziehungsweise Buttermilch können helfen.

Nahrungsmittel, die das Leber-Yang absenken

- Algen
- Artischocken
- bittere Blattsalate
- Gerste
- Grünkohl
- Gurke
- Heidelbeeren
- Kamillentee
- Kohlrabi
- Melonen
- Mungbohnen
- Pfefferminz- und Jasmintee
- Radieschen, Rettich (roh)
- Sonnenblumenkerne
- Sprossen
- Staudensellerie (roh & gekocht)
- Tomaten
- Weintrauben
- Weizen
- Zucchini

Leber-Hitze

Im Unterschied zum hochschießenden Leber-Yang ist die Leber-Hitze ein echtes Fülle-Syndrom, das besonders bei Jugendlichen und jungen Männern vorkommt – kein Mangel, nur zu viel Hitze. Der Mensch ist voller Energie und Tatkraft, das Auftreten ist selbstbewusst und manchmal aggressiv. Wenn die Verdauung gut funktioniert, können Sie bei diesem Syndrom auch mehr Rohkost und Smoothies zu sich nehmen, um die Hitze abzukühlen. Auf Dauer verbrennt Leber-Hitze das Yin, weshalb ab dem mittleren Alter eine reine Hitze selten ist (siehe „hochschießendes Leber-Yang", Seite 31).

Symptome einer Leber-Hitze

Auf emotionaler Ebene:
- Einschlafstörungen und Albträume

Auf körperlicher Ebene:
- rotes Gesicht und heißer Kopf
- plötzliche, heftige Kopfschmerzen
- erhöhter Augeninnendruck, Glaukom (Grüner Star)
- ständig rote Augen
- Bindehautentzündung
- Zahnfleischbluten, Nasenbluten
- Gehörsturz, Tinnitus (hoher Ton)
- Hitze-Typ (friert nie)
- Schwindel, Drehschwindel
- Bluthochdruck
- starker Körpergeruch
- Verstopfung
- sehr starke Menstruationsblutung

Ursachen und Verstärker einer Leber-Hitze

- Wachstum und Pubertätshormone
- „Überessen"
- Konservierungsmittel, Zusatzstoffe
- zu viele scharfe Gewürze
- zu viel Knoblauch, Lauch, Zwiebel
- zu viel Fleisch und Wurst
- Alkohol, Zigaretten
- frittiertes, gegrilltes und scharf angebratenes Fleisch
- Meeresfrüchte wie Shrimps und Muscheln
- zu viele Süßigkeiten
- Kaffee, Gewürz- und Ingwertee

In der Ernährung geht es bei Leber-Hitze vor allem darum, stark wärmende und erhitzende Gewürze, Nahrungsmittel und Getränke zu meiden. Kühlen Sie sich mit Gemüsesuppen, Apfel- und Birnenkompott, Reis und vorwiegend pflanzlicher Nahrung. Kühlend wirken auch Atemübungen, Entspannungsübungen und ausreichend Schlaf. Versuchen Sie, hitzige Emotionen wie Zorn und Ärger sowie zu viel Druck und Stress zu vermeiden.

Nahrungsmittel, die Leber-Hitze kühlen

- Artischocken
- bittere Blattsalate
- Brokkoli
- Gurken
- Löwenzahn
- Pfefferminz- und Jasmintee
- Safran, Kurkuma
- Sprossen
- Staudensellerie
- Tofu
- Tomaten
- Wassermelone
- Zucchini

Tipps gegen Verstopfung (ein häufiges Symptom bei Leber-Hitze und hochschießendem Leber-Yang)

- morgens heißes Wasser trinken, danach gleich aufs WC gehen
- naturtrüber Apfel- und Birnensaft (250–500 ml pro Tag)
- Rote-Bete-Saft
- in Wasser eingelegte oder mitgekochte Trockenfrüchte (vor allem Feigen, Pflaumen)
- die Gemüsesorten Spinat, Tomate, Avocado, Rosenkohl (Kohlsprossen), Spargel, Feldsalat
- Olivenöl, Leinöl
- Kichererbsen und Linsen
- Samen, Kerne und Nüsse
- Honig (zum Beispiel Walnüsse oder Pinienkerne, in Honig eingelegt)
- Gemüsesuppen und Kompotte
- Meiden Sie Hefe, Backpulver, Weißmehl, weißen Reis, Karotten, Kaffee, Schwarztee, weißen Zucker und scharfe Gewürze.
- Stellen Sie Ihre Füße beim Toilettengang auf einen Hocker, sodass die Füße erhöht sind. Das erleichtert den Stuhlgang.

Menschen mit Leber-Hitze neigen zu geröteten, trockenen, gereizten Augen.

Rezept

Tee für strahlende Augen (für 2–3 Tassen)

1 Esslöffel Gojibeeren und 1 Esslöffel Chrysanthemenblüten mit 500–750 ml kochendem Wasser aufgießen und 10 Minuten ziehen lassen.
Einige Wochen lang täglich 2-3 Tassen trinken und Tee-Kur bei Bedarf nach 2 Wochen Pause wiederholen.

Zur Beruhigung gereizter Augen können Sie sich die abgekühlten, aber noch feuchten Chrysanthemenblüten auch als Kompresse auf die Augen legen.

Die Gojibeeren stärken Leber-Yin und -Blut und ergänzen die Wirkung der Yang-absenkenden und kühlenden Chrysanthemenblüten ideal. Achtung aber bei niedrigem Blutdruck: Ohne Gojibeeren können die Chrysanthemenblüten den Blutdruck weiter senken.

Leber-Wind

Der Leber-Wind ist ein „innerer Wind", der sich im Körper so ähnlich zeigt wie Wind in der Natur. Er ist sehr dynamisch und bewegt unsere Blätter und Zweige (Zittern von Gliedmaßen und Muskeln). Das Qi wirbelt im Körper herum.

Wind tritt plötzlich auf, vergeht wieder und kommt an einer anderen Körperstelle wieder zum Vorschein. Leber-Wind ist ein tiefergehendes Syndrom als eine Leber-Qi-Stagnation oder ein Leber-Blut-Mangel – und mit der Ernährung alleine schwer in den Griff zu bekommen.

Symptome eines Leber-Winds

- gerötete Augen
- tränende Augen
- Sehstörungen
- Ohrensausen
- starker Schwindel
- Nervenschmerzen
- Neigung zu Krämpfen
- Muskelzittern
- Zittern von Händen und Füßen
- Taubheitsgefühl in den Gliedmaßen
- Juckreiz

Entsprechende westliche Krankheiten sind Migräne, Morbus Parkinson, epileptische Anfälle, Fieberkrämpfe, Urtikaria. Eine schulmedizinische Begleitung ist unbedingt notwendig, Ernährung eine wichtige Basis, aber alleine zu wenig.

Ursachen eines Leber-Winds

- lange bestehender Blut- und Yin-Mangel
- starke innere Hitze

Innerer Wind entwickelt sich meist aus lange andauernden anderen Leber-Mustern, etwa aus starker Leber-Hitze oder einem Leber-Yin-Mangel. Deshalb besteht die Behandlung darin, diese zugrunde liegenden Ungleichgewichte zu beheben, also zu kühlen und Blut und Yin aufzubauen. Da es ein tief gehender Zustand ist, dauert die Therapie mehrere Monate bis Jahre. TCM-Kräuter sind oft sinnvoll, ebenso wie eine schulmedizinische Betreuung je nach Symptomen.

Bei der Ernährung füllt man Blut auf und kühlt die Hitze, je nach zugrunde liegender Ursache (Tipps siehe „Leber-Blut-Mangel", Seite 26, und „Leber-Hitze", Seite 34). Nahrungsmittel, die effektiv Wind beruhigen, gibt es nur sehr wenige, diese finden Sie im Folgenden aufgelistet.

Nahrungsmittel, die Wind beruhigen

- Austernpilze
- Cashewkerne
- fettreiche Fische
- Kohlrabi(-blätter)
- Kokosnussfleisch
- Pinien- und Sonnenblumenkerne
- Staudensellerie
- schwarzer Sesam

Leber-Blut-Stagnation

Wenn das Blut nicht frei fließt, entstehen Schmerzen. Diese treten, anders als bei der Qi-Stagnation, lokal fixiert auf, also immer an derselben Stelle. Dunkle Hautveränderungen und bläulich-violette Lippen und eine ebensolche Zunge können Zeichen einer Blut-Stagnation sein, auch geschwollene, bläuliche Unterzungenvenen (an der Unterseite der Zunge zu sehen).

Symptome einer Blut-Stagnation

- Krampfadern
- starke Menstruationsschmerzen
- größere Klumpen im Menstruationsblut
- Tumore
- Myome, Zysten, Endometriose

Ursachen einer Leber-Blut-Stagnation

- eine starke oder länger bestehende Leber-Qi-Stagnation
- Krankheiten

Bei einer Blut-Stagnation ist Ernährung alleine definitiv zu wenig. Das Mittel der Wahl sind in der TCM blutbewegende Kräuter und Akupunktur (bei TCM-Ärzten erhältlich). Trotzdem ist die Ernährung die richtige Basis, um die Selbstheilungskräfte anzuregen, sodass sich die Symptome Schritt für Schritt bessern.

Es gibt sehr wenige Nahrungsmittel, die direkt das Blut bewegen – und auch sie können keine Wunder wirken. Günstig bei einer Blut-Stagnation ist es auf jeden Fall immer, das Qi zu bewegen (siehe „Leber-Qi-Stagnation“, Seite 23). Informationen zu Kräutern, die das Blut bewegen, finden Sie ab Seite 41.

Nahrungsmittel, die Blut bewegen

- Auberginen
- Brunnenkresse
- Essig (unpasteurisiert)
- Gojibeeren
- Lauch
- Pfirsiche
- Rosinen
- rote Weintrauben
- Safran

Achtung

In der Schwangerschaft kann eine zu große Menge an blutbewegenden Nahrungsmitteln und Kräutern zu einer Fehlgeburt führen. Bitte beachten Sie auch, dass Lauch und Essig stark wärmend sind. Vorsicht also bei innerer Hitze und Entzündungen.

Feuchte Hitze in Leber und Gallenblase

Klebrig, schmierig, übel riechend – so können Sie sich feuchte Hitze vorstellen. Nahrungsreste, die Ihr Körper nicht verwerten und auch nicht ausscheiden kann, arbeiten in Ihrem Körper vor sich hin und führen auf Dauer zu verschiedenen Beschwerden. Zuallererst werden Sie das an der Verdauung merken, an Blähungen, einem klebrigen Stuhl, Übelkeit oder Völlegefühl. Später kommen dann leberspezifische Zeichen dazu, also gelbe oder entzündete Augen, verwachsene Nägel und Nagelpilze, Gallensteine oder emotionale Zeichen wie Depression und Frustration.

Die Symptome einer feuchten Hitze

Auf emotionaler Ebene:

- depressive Verstimmungen bis hin zu Depressionen
- Frustrationsgefühle

Auf körperlicher Ebene:

- fettige Kopfhaut, Schuppen
- Geruchsempfindlichkeit
- Herpes
- Mundgeruch
- Akne
- Fettunverträglichkeit
- klebriger Stuhl
- übel riechender Stuhl
- übel riechende Blähungen
- Übelkeit (auch ohne Grund)

- nässende Hautausschläge
- Candidainfektionen
- Gallensteine
- Blasenentzündung
- trüber Urin
- gelblicher Vaginalausfluss
- Prostataentzündung
- Nagelpilz, verwachsene Nägel

Ursachen und Verstärker einer feuchten Hitze

- zu häufiges und/oder zu üppiges Essen, „Überessen"
- spätes Abendessen
- Konservierungsmittel, Zusatzstoffe
- zu viel Wurst und Fleisch (vor allem vom Schwein)
- frittiertes, gegrilltes und scharf angebratenes Fleisch
- zu viel Fett
- zu viel Kuhmilch (auch Käse, Buttermilch etc.)
- zu viel Zucker, zu viele Süßigkeiten, auch natürliche Süße (zum Beispiel zu viele Trockenfrüchte)
- Knoblauch, Lauch, Zwiebel
- zu viele scharfe Gewürze (Zimt, Ingwer, Gewürznelken)
- Kaffee, Kakao, Gewürztee, Chai, Ingwertee
- zu viel Alkohol

Die Ursachen einer feuchten Hitze sind vor allem in einer schlechten Ernährung zu finden. Ideal ist eine vorwiegend pflanzliche Ernährung, also viel Gemüse, Reis, gekochtes Getreide, Gemüsesuppen und Hülsenfrüchte. Fleisch, Eier und Milch sind sehr nährend und bei diesem Muster nicht günstig.

Nahrungsmittel, die feuchte Hitze ausleiten

- Algen
- Äpfel
- Artischocken
- bittere Blattsalate
- Brokkoli
- Erdbeeren
- Fettfische (besonders Sardinen, Makrelen, Karpfen)
- Kichererbsen, Linsen, Kidney- und Mungbohnen
- Kirschen
- Kohlrabi
- Löwenzahn – auch als Tee
- Misopaste
- Pilze (besonders Austernpilze, Champignons, Shiitake-Pilze)
- Reis
- Rote Bete
- grüner Spargel
- Staudensellerie
- grüner Tee
- Zucchinis

So schützen Sie Ihre Leber bei Medikamenteneinnahmen

Wenn Sie wegen chronischer Krankheiten dauerhaft Medikamente nehmen müssen, heißt der wichtigste Tipp, um Ihre Leber zu entlasten: Essen Sie möglichst natürliche Nahrungsmittel, meiden Sie Fertigprodukte und alles, was Geschmacksverstärker, Farbstoffe und Konservierungsmittel enthält. Sie würden Ihre Leber, die mit dem Abbau der Medikamente schon ausreichend beschäftigt ist, damit noch stärker belasten.

Besonders hilfreich sind auch die folgenden – zwar bekannten, aber oft nicht befolgten – Tipps. Sie helfen auch bei Fettleber, Hepatitis und Leberzirrhose.

- Essen Sie langsam und in Ruhe.
- „Überessen" Sie sich nicht. Hören Sie auf, wenn Sie satt sind.
- Achten Sie auf Ihre Verdauung und meiden Sie Blähendes und Belastendes.
- Essen Sie viel grünes Gemüse, Fleisch und Wurst dagegen eher selten.
- Essen Sie weniger Zucker, trinken Sie weniger Fruchtsäfte und essen Sie nicht zu viel süßes Obst.
- Meiden Sie Alkohol, Zigaretten und Kaffee.
- Meiden Sie Softdrinks und Limonaden.
- Trinken Sie ausreichend Wasser und Kräutertees.
- Bewegen Sie sich mehr.

Fettleber und Leberzirrhose

Da die Begriffe „Fettleber" und „Leberzirrhose" in der TCM keine Entsprechung haben, möchte ich hier kurz ein paar Überlegungen aus der westlichen Medizin mit Ihnen teilen: Eine Fettleber entsteht vor allem durch zu viel Zucker und Alkohol, allgemein durch zu viel und zu üppiges Essen. Mangelnde Bewegung spielt ebenfalls eine Rolle. Wenn die Fettleber über viele Jahre besteht, kann das Organ ernsthaft erkranken, also eine Hepatitis entwickeln oder sogar eine Zirrhose. Dabei kommt es zum Abbau von aktiven Leberzellen und zur Narbenbildung. Hepatitis ist außerdem eine Virusinfektion.

Nach TCM-Kriterien würde ich eine Fettleber als feuchte Hitze einordnen, ebenso eine Hepatitis. Eine Zirrhose wäre – aufgrund von lang andauernder Hitze und Feuchtigkeit – ein Leber-Yin-Mangel. Sie können also versuchen, mit den Ernährungstipps für diese Syndrome Ihre Leber zu unterstützen. Die Leber ist ein Organ, das sich sehr gut regenerieren kann, eine günstigere Ernährung trägt dazu bei. Außerdem empfehle ich, zusätzlich TCM-Kräuter zu nehmen, die Sie bei TCM-Ärzten auf Rezept bekommen.

Wichtige Kräuter und Gewürze für Ihre Leber und Gallenblase

Die folgende Auflistung zeigt Ihnen die aus meiner Sicht wichtigsten Kräuter und Gewürze für die Leber und informiert über ihre Wirkungen. Damit haben Sie einen guten und schnellen Überblick. Wenn Sie mehr wissen wollen, empfehle ich Ihnen „Das große Buch der westlichen Kräuter aus Sicht der Traditionellen Chinesischen Medizin" von Florian Ploberger (siehe Literaturliste, Seite 127).

Allgemeine Hinweise zur Verwendung der Tees

Tees können Sie sowohl als Einzelkräutertees als auch als Mischungen trinken, ganz so, wie es Ihnen schmeckt und angenehm ist. Bitte trinken Sie an einem Tag nicht mehr als 2–3 Tassen eines einzelnen Krauts und wechseln Sie die Sorten alle paar Wochen. So beugen Sie unerwünschten Nebenwirkungen vor. Wenn Sie Sorten mischen, verlassen Sie sich auf Ihren Geschmack und Ihr Bauchgefühl. Sorgen Sie auch hier immer wieder für Abwechslung und achten Sie dabei auf die Verdauung (siehe in diesem Abschnitt weiter unten). In Apotheken und Kräuterhäusern oder Teeläden, gibt es viele gute Mischungen, an denen Sie sich orientieren können, zum Beispiel Tees für die Leber, Tees für den Magen oder Tees für einen guten Schlaf.

Für Kinder gilt: Je jünger sie sind, desto stärker sollte der Kräutertee verdünnt werden – Kinder reagieren noch sensibler als Erwachsene. Zur Verbesserung des Geschmacks können Sie immer einen kleinen Löffel Honig zugeben, das wirkt harmonisierend und stört die Wirkung des Krauts nicht.

Achten Sie auf die thermische Wirkung der Kräuter. Wenn Ihnen schnell kalt ist, trinken Sie nicht zu viele kühlende Tees. Mischen Sie diese Sorten mit wärmenden oder neutralen Tees. Wenn Ihnen schnell zu heiß ist oder wenn Sie zu Entzündungen im Körper neigen, bevorzugen Sie die kühlenden Sorten oder mischen Sie die wärmenden immer mit kühlenden.

Achten Sie auf Ihre Verdauung. Wenn Sie beim Trinken von kühlenden Tees Durchfall bekommen, machen Sie eine Pause, bis sich die Verdauung wieder beruhigt hat. Bei hartem Stuhl oder Verstopfung hingegen sind wärmende Tees oft nicht ideal.

Kräutertees wirken sanfter als Medikamente. Sie haben weniger Nebenwirkungen, brauchen aber länger, bis sie ihre Wirkung entfalten können. Prinzipiell wirken getrocknete Kräuter wärmender als frische Kräuter.

Ein paar Worte zu Nahrungsergänzungsmitteln

Einige Kräuter gibt es als Nahrungsergänzungsmittel oder Tinkturen, etwa Mönchspfeffer und Kurkuma. Wenn Sie solche Mittel ausprobieren wollen, achten Sie immer auf die beste Qualität, es gibt auch unseriöse Anbieter. Denken Sie daran, dass Sie diese Mittel verdauen müssen: Die Wirkstoffe sind in Kapseln meist viel höher dosiert als in Tees oder Gewürzen. Nehmen Sie immer nur ein bis zwei Mittel gleichzeitig, um Ihren Körper nicht mit zu vielen Informationen zu überfordern. Und greifen Sie nur für eine gewisse Zeitspanne zu Nahrungsergänzungsmitteln: Aus meiner Sicht sollten diese keine Dauerlösung darstellen.

Hören Sie in diesem Zusammenhang auf jeden Fall – und das ist der wichtigste Rat – auf Ihr Bauchgefühl. Es gibt noch viel zu wenige Forschungsergebnisse, um über alle Wirkungen und Nebenwirkungen Bescheid zu wissen. Deshalb ist die Einnahme von Nahrungsergänzungsmitteln immer eine Art Experiment. Und seien Sie sich bewusst, dass nicht alles, was pflanzlich ist, automatisch gesund ist – auch Pflanzen können giftig sein.

Kräuter im Überblick

Augentrost

- gut bei Bindehautentzündung, Gerstenkorn und geschwollenen Lidern (z. B. als Augenkompresse)
- leitet feuchte Hitze aus

Baldrian

- neutral, gut bei Schlafstörungen
- lindert Kopfschmerzen und stressbedingte Magenprobleme
- stärkt das Herz und gut bei PMS
- beruhigt den Geist

Basilikum

- neutral-wärmend, gut bei depressiver Verstimmung
- gut bei unregelmäßiger Menstruation und Menstruationsschmerzen
- antiblähend

Achtung

wirkt wehenfördernd

Birkenblätter und -rinde

- kühlend, gut bei Blasenentzündung, z. B. in Kombination mit Bärentraube
- leitet feuchte Hitze und Feuchtigkeit aus, z. B. bei Ödemen und gestauter Lymphe
- gut bei Hautentzündungen, z. B. bei Neurodermitis, Akne

Hinweis

Goldrute wirkt ähnlich.

Brennnessel

- kühlend, bekannt für die entschlackende Wirkung
- bewegt das Qi und leitet Feuchtigkeit aus
- stärkt sanft das Blut, z. B. bei trockenen Augen, innerer Unruhe, Müdigkeit
- gut bei Blasenentzündung mit Brennen beim Urinieren

Enzianwurzel
- kalt, gut für Leber und Gallenblase
- leitet feuchte Hitze aus
- gut bei Entzündungen von Haut und Augen
- gut bei Bluthochdruck
- gut bei vaginalen Infektionen mit gelbem Ausfluss

Achtung

Bei innerer Kälte (Frieren, kalten Füßen etc.) nur während einer kurzen Zeitspanne trinken oder mit neutralen bzw. wärmenden Sorten mischen!

Frauenmantel
- kühlt Leber-Hitze, bewegt das Qi
- kühlend, gut bei Menstruationsbeschwerden und unregelmäßiger Menstruation, z. B. in Kombination mit Schafgarbe und Pfefferminze
- kann helfen, Blutungen zu stoppen, z. B. bei starken Monatsblutungen, schlecht heilenden Wunden (auch äußerlich angewandt), Nasenbluten

Achtung

wirkt wehenfördernd

Grüntee
- kühlend, leitet feuchte Hitze aus
- senkt hochschießendes Leber-Yang ab, z. B. bei Kopfweh, Migräne, Augenentzündung
- gut bei nässenden Ekzemen, breiigem Stuhl, Akne (Achtung mit der Menge bei trockener Haut und trockenem Stuhl)
- fördert die Verdauung von tierischem Eiweiß
- entgiftend

Hinweis

Jasmintee, der auf Grüntee basiert, wirkt ähnlich (zusätzlich ist Jasmintee bewegend für das Qi).

Heidelbeere, getrocknet
- kühlend, der Tee ist ein mildes Mittel bei Durchfall
- stärkt das Leber-Yin
- stärkt sanft das Blut, z. B. bei trockenen Augen, innerer Unruhe, Müdigkeit

Hopfen
- kühlend, gut bei Schlafstörungen und innerer Unruhe, z. B. in Kombination mit Baldrian, Lavendel, Rosenblüten und Schafgarbe
- bewegt das Leber-Qi und leitet feuchte Hitze aus der Haut aus
- gut bei nässenden Ekzemen, Furunkeln und Abszessen

Johanniskraut
- kühlend, bekannt als Kraut gegen depressive Verstimmungen (bis zur Wirkung dauert es mehrere Wochen)
- bewegt das Leber-Qi
- gut bei Schlafstörungen und Angst

Achtung

Kann bei längerer Einnahme Lichtempfindlichkeit auslösen sowie die Wirkung von diversen Medikamenten beeinflussen. Bitte fragen Sie Ihren Hausarzt und meiden Sie zu viel Sonnenlicht, solange Sie den Tee trinken.

Kamille

- kühlend, bekannt für ihre entzündungshemmende und beruhigende Wirkung
- bewegt sanft das Qi, gut bei PMS
- gut bei Fieber, Hals- und Bauchweh
- gut bei Hautentzündungen und nässenden Ekzemen (auch äußerlich angewandt)

Kurkuma (Gelbwurz)

- neutral, stärkt Leber und Gallenblase
- kühlt Leber-Hitze
- gut bei innerer Unruhe
- hilft bei der Verdauung von fettem Essen
- gut bei Gallenblasen-Entzündung
- gut bei Menstruationsschmerzen (bewegt das Qi)

Lavendel

- kühlend, gut bei innerer Unruhe und Herzklopfen
- senkt hochschießendes Leber-Yang ab, z. B. bei Drehschwindel, Migräne
- bewegt das Qi und leitet feuchte Hitze aus
- beruhigt inneren Wind

Lindenblüten

- kühlend, gut bei Fieber (mild schweißtreibend)
- senkt hochschießendes Leber-Yang ab, z. B. bei Drehschwindel, Migräne
- beruhigt inneren Wind
- gut bei verschleimtem Husten (mit gelbem Sekret)
- beruhigend

Löwenzahn (Kraut und Wurzeln)

- kalt, gut bei feuchter Hitze
- senkt das Leber-Yang ab, z. B. bei Migräne, Tinnitus
- gut bei Bindehautentzündung
- günstig z. B. bei Abszessen, Gelbsucht, nässenden Ekzemen, Gallensteinen

Achtung

Wenn die sehr kalte Wirkung zu Durchfall führt, machen Sie bitte eine Pause.

Maishaartee

- kühlend, gegen feuchte Hitze in der Gallenblase, kann Steine und Verhärtungen auflösen
- gut bei innerer Unruhe und Gereiztheit
- gut bei Blasenentzündung

Majoran

- wärmend, gut bei Husten und verschleimter Lunge (mit klarem, flüssigem Sekret)
- beruhigt inneren Wind, z. B. bei Tinnitus, Migräne und Schwindel
- gut bei Fruchtbarkeitsstörungen
- mild gegen Blut-Stagnation, z. B. bei Menstruationsschmerzen

Mariendistelsamen

- kühlend, gut bei allen Leberproblemen
- gut bei Migräne
- gut bei Gallensteinen

(Zitronen-)Melisse

- kühlend, gut bei Einschlafproblemen und Herzklopfen
- bewegt das Qi und beruhigt das Leber-Yang
- gut bei Angst und Nervosität
- gut bei Menstruationsschmerzen und Migräne

Mönchspfeffer

- kühlend, gut bei allen Menstruationsbeschwerden
- stärkt das Leber-Yin, gut in den Wechseljahren
- bewegt sanft das Qi, z. B. bei Kopfweh
- leitet feuchte Hitze aus, ohne das Yin zu verletzen

Orangenblüten

- kühlend, gut bei Frustration und Anspannung
- reguliert den Fluss des Leber-Qi, z. B. bei Spannungsgefühl in den Rippen, Blähungen, Kopfweh, PMS
- gut bei Schlafstörungen

Petersilie

- leicht wärmend, stärkt Niere und Blase
- stärkt das Leber-Blut, z. B. bei trockenen Augen, Erschöpfung, Blässe
- wirkt gegen Blähungen und fördert die Fettverdauung
- fördert die Menstruation und hilft bei Beschwerden
- harntreibend, gut bei Blasenentzündungen und Wasseransammlungen (Ödemen)

Achtung

Zu viel Petersilie kann in der Stillzeit die Muttermilchbildung vermindern.

Pfefferminze

- kalt bis kühlend, gut bei Blähungen
- bewegt das Leber-Qi, z. B. bei Kopfweh
- gut bei Bindehautentzündung und bei Gallensteinen
- gut bei PMS und Menstruationsbeschwerden
- Tipp: verbessert den Geschmack von anderen Kräutern

Rosenblütenblätter

- kühlend, gut bei Anspannung und Angst
- beruhigt das Leber-Yang und bewegt sanft das Qi
- gut bei Schlafproblemen

Safran

- neutral, mild antidepressiv
- bewegt das Qi und das Blut, z. B. bei Menstruationsschmerzen mit klumpigem Blut
- baut sanft Blut auf, z. B. bei Anämie
- gut bei Nervenschmerzen

Schafgarbe

- kühlend bis neutral, gut bei Menstruationsbeschwerden, z. B. in Kombination mit Frauenmantel und Pfefferminze
- bewegt das Qi und das Blut
- beruhigt hochschießendes Leber-Yang
- gut bei Kopfschmerzen und Migräne, Bluthochdruck
- gut bei Verdauungsbeschwerden, z. B. bei Blähungen, Völlegefühl

Auf www.heilkraeuter.de finden Sie viele wertvolle Informationen zur Anwendung und Zubereitung der Kräuter sowie entsprechende Mengenempfehlungen.

6-Wochen-Leber-Detox nach der TCM-Methode

Wichtiger Hinweis

Dieses Programm ist für gesunde Menschen gedacht, die vorbeugend ihre Leber schützen und sich etwas Gutes tun wollen. Leiden Sie unter Krankheiten, fragen Sie bitte Ihren Arzt, ob das Programm für Sie geeignet ist. Brechen Sie die Kur ab, wenn unerwartete Beschwerden auftreten oder wenn Sie sich Sorgen wegen bestimmter Symptome machen. Leichtes Kopfweh, Müdigkeit oder vorübergehender Durchfall können hingegen normale Zeichen einer Entgiftung sein. Hören Sie bitte gut auf Ihr Bauchgefühl, um das eine vom anderen zu unterscheiden.

Allgemeine Empfehlungen zum Ablauf und zur Anwendung

Dieser Detox-Plan ist ein nachhaltig und sanft wirkendes Ernährungsprogramm für eine Leber-Reinigung, das Sie Ihren Bedürfnissen und Ihrem Alltag entsprechend abwandeln können. Es stärkt Leber und Gallenblase und leitet feuchte Hitze aus. Der ideale Zeitpunkt für den Start ist zu Beginn des Frühlings, also zur „Zeit der Leber". Sie können die Kur bei Bedarf im Herbst wiederholen, um stressbedingten Verdauungsproblemen, Blähungen, Bluthochdruck, einer inneren Anspannung und gereizten Stimmung, beziehungsweise Stimmungsschwankungen, PMS, Kopfschmerzen und Augenentzündungen entgegenzuwirken.

Wenn Sie sich hingegen gesund und fit fühlen und weitgehend günstig ernähren, ist es aus meiner Sicht nicht notwendig, Reinigungskuren durchzuführen. Am besten, Sie hören auf Ihre Intuition und spüren in sich hinein, ob Sie Lust auf ein solches Ernährungsprogramm haben oder nicht. Die Erfolgsaussichten sind am besten, wenn Sie mit Freude und Motivation an die Sache herangehen!

Die Leber reinigen heißt, die Verdauung schonen

Lassen Sie während der sechs Wochen alle Nahrungsmittel weg, die Sie erfahrungsgemäß nicht gut vertragen. Achten Sie auf Ihr Bauchgefühl nach dem Essen sowie beim Trinken der empfohlenen Tees. Völlegefühl, Bauchdrücken oder Blähungen zeigen, dass eine Mahlzeit für Sie nicht passend war. Wichtig ist natürlich auch der Geschmack – wir können nur gut verdauen, was uns auch gut schmeckt. Trinken Sie vor allem auch keinen Tee, vor dem Ihnen ekelt. Im folgenden Kasten sehen Sie Lebensmittel gelistet, die für die meisten Menschen schwer beziehungsweise gut verdaulich sind. Dieser Kasten dient zu einer ersten Orientierung.

Meist schwer verdaulich:

- Hülsenfrüchte (Linsen, Bohnen etc.)
- Kohlgemüse (Brokkoli, Kohlrabi etc.)
- Knoblauch
- Lauch
- Rohkost allgemein
- Speisen aus Weiß- und Vollkornmehl – speziell auch Brot
- Zwiebeln

Meist gut verdaulich:

- Äpfel
- Eier
- Hirse
- Karotten
- Kartoffeln
- Polenta
- Reis
- Sellerieknollen
- Süßkartoffeln
- Zucchini

Stellen Sie einfache Mahlzeiten zusammen und verwenden Sie nur zwei bis vier Grundnahrungsmittel pro Mahlzeit, etwa Kartoffeln mit Ei und Zucchini, dazu etwas gutes Fett und Gewürze. Die meisten Rezepte (ab Seite 57) sind genau nach diesem Prinzip zusammengestellt, denn je mehr Zutaten eine Mahlzeit enthält, desto schwerer verdaulich wird sie. Achten Sie bitte darauf, dass Ihre Verdauung weiter funktioniert (Tipps gegen die Verstopfung finden Sie auf Seite 35).

Vorübergehender Durchfall und weicher Stuhl können eine Nebenwirkung der Reinigung sein, nach einigen Tagen sollte sich aber alles wieder normalisiert haben. Normaler Stuhlgang bedeutet: ohne Schmerzen und meistens geformt. Wenn Sie unter Durchfall leiden, essen Sie vorwiegend Reis und gekochte Karotten, bis der Stuhl wieder fester wird. Meiden Sie dann Trockenfrüchte, Couscous, Spinat, Tomaten, Rohkost und Blattsalate. Bei Süßhunger wählen Sie Apfelkompott mit Reis.

Monotonie in der Ernährung schont Verdauung und Leber

Verwenden Sie ruhig immer wieder jene Zutaten, die Ihnen schmecken und die Sie gut vertragen. Einfachheit und Wiederholung schonen Ihre Verdauung und helfen der Leber bei der Ausleitung von Feuchtigkeit und Hitze.

Unsere Leber reagiert sehr empfindlich auf Leistungsdruck. Wenn Sie merken, dass Sie sich zu viel Druck und Stress in der Umsetzung des 6-Wochen-

Programms machen, schalten Sie einen Gang zurück. Druck erzeugt Hitze und Stagnation in der Leber und genau diese Dinge wollen wir mit den Detox-Wochen ja verbessern.

Meist ist es sinnvoller, sich hin und wieder die „verbotenen" Lieblingsspeisen oder einen Café Latte zu gönnen, als immer frustrierter und angespannter zu werden. Versuchen Sie auf jeden Fall, besonders liebevoll mit sich selbst umzugehen, und planen Sie Zeit für schöne Erlebnisse mit ein.

Damit es nicht bei guten Vorsätzen bleibt und am Ende doch die Zeit fehlt

Machen Sie sich eine Liste mit Aktivitäten, die Ihnen Energie, Freude und Entspannung bringen. Das kann ein Kinobesuch sein, das Telefonat mit einer Freundin, Massage, Yoga, Sauna oder der Besuch einer Ausstellung. Auch ein Waldspaziergang oder Zeit für ein Hobby wie Tanzen, Malen und Singen gehören dazu. Tragen Sie sich im Kalender mehrere konkrete Aktivitäten ein, sodass Sie im Alltag nicht in Vergessenheit geraten.

Genießen Sie ein „schönes" Essen

Nehmen Sie sich die Zeit, Ihre Mahlzeiten auch für sich alleine schön zu gestalten. Es dauert nur wenige Augenblicke, frische Kräuter über das Essen zu streuen oder gekochtes Getreide schön anzurichten. Genuss fördert die Bekömmlichkeit – das ist eine der Grundregeln einer gesunden Ernährung. Essen Sie, wie bereits gesagt, nur das, was Ihnen wirklich gut schmeckt. Versuchen Sie, bewusst zu schmecken, zu riechen, zu kauen – und vor allem langsamer zu essen. Legen Sie zwischendurch die Gabel zur Seite und spüren Sie in Ihren Bauch. Er sagt Ihnen, ob Sie schon satt sind oder noch weiteressen wollen.

Bewegung entlastet die Leber

Äußere Bewegung unterstützt die innere Bewegung des Qi und wirkt so einer Stagnation entgegen. Auch hier gilt: Machen Sie sich dabei nicht zu viel Druck! Bewegung „just for fun" hilft der Leber mehr als das disziplinierte Abarbeiten eines Sportprogramms.

Sich zu bewegen muss nicht unbedingt heißen, eine Sportart auszuüben. Nehmen Sie die Treppe statt des Aufzugs, tanzen Sie zur lauten Radiomusik am Morgen, stehen Sie beim Warten auf den Bus eine Minute auf einem Bein – es gibt so viele Möglichkeiten, in Bewegung zu kommen! Versuchen Sie, schön langsam, sich dieses „Bewegtsein" zur Gewohnheit zu machen, zum Beispiel jeden Tag nach dem Aufwachen zwei Minuten mit den Beinen im Bett Rad zu fahren – oder jeden Abend vor dem Schlafengehen ein paar Dehnungsübungen zu machen. Ich bin selbst ein Bewegungsmuffel und mir hat genau das geholfen! Auch Verabredungen können helfen, mehr Bewegung in Ihr Leben zu integrieren, etwa einmal pro Woche ein langer Spaziergang mit der Freundin oder die gemeinsame Pilates-Stunde.

Gehen Sie früher schlafen

Versuchen Sie, weit vor Mitternacht ins Bett zu gehen. Wenn Ihnen das schwerfällt, gehen Sie zumindest eine halbe Stunde früher schlafen als üblich. Die Gallenblase hat ihre energetische Hochzeit von 23 bis 1 Uhr, die Leber von 1 bis 3 Uhr (siehe Seite 18). In dieser Zeit sollten wir tief schlafen, damit die beiden ihre wichtige Arbeit verrichten können.

Verzichten Sie auf Alkohol

Trinken Sie keine alkoholischen Getränke, Ihre Leber atmet auf, wenn sie sich ein paar Wochen vom Alkohol erholen kann. Streichen Sie, wenn es geht, auch den Kaffee. Sollte Ihnen dieser Verzicht schwerfallen, trinken Sie eine Tasse weniger am Tag. Auch das bringt viel! Versuchen Sie, nicht zu rauchen.

Tiefes Atmen entspannt die Leber

Nehmen Sie mehrmals täglich einige tiefe Atemzüge. Atmen Sie in Bauch und Becken hinein, nicht nur in den Brustbereich. Atmen bewegt das Qi und hilft gegen Stagnation. Tiefes Atmen beruhigt unser ganzes System und kühlt innere Hitze.

Tiefes Atmen ist erst einmal ungewohnt?

Damit es zur regelmäßigen Gewohnheit wird, ist es hilfreich, sich einen Anker zu schaffen. Verknüpfen Sie zum Beispiel einen bestimmten täglichen Weg mit Atemübungen. Nehmen Sie etwa einige tiefe Atemzüge, wenn Sie von der Arbeit zur Busstation gehen oder wenn Sie Ihr Kind vom Kindergarten abholen. Gehen Sie nach dem Aufstehen zum Fenster und atmen Sie 3 Minuten an der frischen Luft tief ein und aus. Programmieren Sie einfach Ihr Handy, es kann Sie an Ihren täglichen Atemtermin erinnern.

Pausen und Mittagsruhe – Ihre Leber freut sich!

Gönnen Sie sich kleine Pausen untertags und schauen Sie zum Beispiel 5 Minuten einfach nur aus dem Fenster. Stehen Sie vom Schreibtisch auf und strecken Sie sich 2 Minuten. So durchbrechen Sie Alltagsstress und kühlen innere Hitze.

Eine Mittagsruhe - mit oder ohne Schlaf - ist besonders günstig, da die Leber zwischen 13 und 15 Uhr ihre energetische Tiefzeit hat und am schlechtesten arbeitet. Ob zehn Minuten ruhiges Sitzen oder 20 Minuten Mittagsschlaf: Beides hilft Ihrer Leber, sich zu dieser Zeit zu regenerieren.

Individuelle Programm-Anpassung

Sie profitieren am meisten vom 6-Wochen-Programm, wenn Sie es an Ihren persönlichen Typ nach der Traditionellen Chinesischen Medizin anpassen. Studieren Sie die Tabellen bei den Syndromen Leber-Qi-Stagnation, Leber-Blut-Mangel, Leber-Hitze (ab Seite 23). Bei welchem Typ erkennen Sie sich am ehesten wieder? Wählen Sie dann die Gerichte aus dem Rezeptteil dementsprechend aus. Das ist ganz einfach, denn bei jedem Rezept ist angeführt, ob es zum Beispiel Hitze kühlt, bei Qi-Stagnation hilft oder das Blut stärkt.

Richtlinien zur Anpassung des Programms

- Je mehr Leber-Hitze und hochschießendes Leber-Yang, desto mehr kühlendes Gemüse, beziehungsweise Rohkost sollten Sie essen. Achten Sie bei vermehrtem Rohkostkonsum bitte gut auf Ihre Verdauung, Durchfall sollte nicht auftreten.
- Je mehr Leber-Qi-Stagnation, desto wichtiger ist die Reduzierung von Stress und Druck, das tiefe Atmen und freudvolle Bewegung. Beim Essen ist weniger mehr. Meiden Sie ein „Überessen".
- Je mehr feuchte Hitze, desto mehr Reis, Gemüse und Hülsenfrüchte sollten auf dem Speiseplan stehen, falls das für Sie bekömmlich ist. Verwenden Sie Eier und Käse nur sparsam und verzichten Sie auf Essen, das bei höherer Temperatur in Fett angebraten wird. Dünsten und in Wasser kochen, das ist für Sie bekömmlicher.
- Je stärker Leber-Blut- und Leber-Yin-Mangel, desto niedriger sollte der Rohkost-Anteil sein. Verwenden Sie regelmäßig Eier oder auch etwas Fleisch und Fisch und achten Sie auf gute Fette wie Butter, Olivenöl und Sahne sowie Nüsse und Kerne. Essen Sie ausreichende Mengen, um satt zu werden.

Finden Sie Ihren Weg

Ist Ihnen das alles zu viel? Sind es zu viele Regeln? Merken Sie, dass sich innerer Druck aufbaut und Sie sich fragen, wie Sie das alles schaffen sollen? Dann gehen Sie es langsam an! Suchen Sie sich ein oder zwei Punkte heraus, mit denen Sie beginnen können, zum Beispiel mit dem Weglassen des Alkohols und dem Einhalten einer täglichen Mittagsruhe. Starten Sie mit dem, was Ihnen am leichtesten fällt. Auch kleine Schritte bewirken sehr viel! Von da aus gehen Sie dann Schritt für Schritt weiter, ohne Druck und Stress. Fühlen Sie sich frei, sich aus dem Programm das herauszunehmen, was Sie anspricht und Ihnen gefällt. Vertrauen Sie Ihrem Körper und darauf, dass er Ihnen zeigt, was er braucht und was ihm guttut.

Es geht los: So reinigen Sie Ihre Leber in 6 Wochen

Woche 1 Vorbereitung „nice & easy“

In dieser Woche steigen Sie ganz locker in das Programm ein. Sie probieren ein paar Rezepte aus, starten mit ein paar Verhaltensänderungen und bereiten sich auch organisatorisch auf die kommenden Wochen vor.

- Stöbern Sie in den Rezepten und probieren Sie ein gekochtes Frühstück. Finden Sie eines, das Ihnen schmeckt und dessen Zubereitung sich gut in Ihren Alltag einbauen lässt. Es kann süß oder pikant sein, auch eine Gemüsesuppe oder ein Reisgericht ist möglich.
- Kaufen Sie sich Vorräte für die kommenden Wochen: Kartoffeln, Basmatireis, Olivenöl, Zitronen, Kichererbsen und Bohnen in der Dose oder im Glas, rote und gelbe Linsen, Trockenfrüchte, Kerne und Samen, Gewürze wie Kräuter der Provence, gemahlenen Kümmel, Koriandersamen, Kreuzkümmel, getrockneten Majoran. Achten Sie, wann immer es geht, auf Bioqualität. Auch Äpfel, Gemüse der Saison und frische Kräuter für die kommende Woche können Sie schon besorgen.
- Kaufen Sie sich 2–3 Kräutertees für die Kur, zum Beispiel Schafgarbe, Kamille und Löwenzahn (zur genauen Wirkweise siehe Seite 53). Probieren Sie aus, wie Ihnen diese Tees schmecken.
- Verzichten Sie so gut es geht auf Alkohol, Kaffee, Weißmehl und Zucker. Reduzieren Sie Fleisch und Wurst und essen Sie viel Gemüse. Verfeinern Sie Ihre Mahlzeiten mit frischen Kräutern wie Petersilie und Basilikum.
- Trinken Sie jeden Tag 1–1,5 Liter warmes bis heißes Leitungswasser, bei Widerwillen gegen warmes Wasser trinken Sie es bei Zimmertemperatur, aber nicht kalt.
- Probieren Sie Atemübungen und sanfte Bewegung (siehe Tipps Seite 48 und 49).

Woche 2 & 3 Detox-Start komplett

In dieser Woche starten Sie richtig in das Programm. Sie haben letzte Woche schon ein paar Rezepte kennengelernt, auf die Sie gerne auch einfach weiter zurückgreifen können. Wichtig ist die Regelmäßigkeit, mit der Sie Ihre Mahlzeiten einnehmen.

- Trinken Sie 1–2 Gläser heißes Wasser direkt nach dem Aufstehen. Versuchen Sie danach gleich, Ihren Darm zu entleeren.
- Etwa 20–30 Minuten später essen Sie ein gekochtes Frühstück (siehe Rezepte Seite 57 bis 63) – auch wenn Sie keinen Appetit haben, eine kleine Menge reicht. Regelmäßige Mahlzeiten stärken die Verdauung und die Leber.
- Vormittags und nachmittags trinken Sie jeweils 1–2 Tassen milden Kräutertee für die Leber, beispielsweise aus Orangenblüten, Kamille, Schafgarbe, Lavendel, Lindenblüten oder Melisse. Sie können die Sorten auch mischen.
- Das Mittagessen suchen Sie sich aus den Rezepten in diesem Buch aus. Wenn Sie unterwegs essen, wählen Sie eine Gemüsesuppe, Kartoffeln mit Ei, Reis mit Fisch oder eine andere einfache Mahlzeit. Verwenden Sie, wann immer möglich, großzügig frische Kräuter, die Sie über jedes Essen streuen. Ein kleiner bitterer Blattsalat als Beilage ist günstig, aber nur wenn er Ihnen schmeckt!
- Essen Sie ein frühes Abendessen, im Idealfall nicht nach 19 Uhr. Wählen Sie eine Gemüsesuppe oder eine Mahlzeit aus Getreide, Hülsenfrüchten oder Gemüse. Verzichten Sie auf Fleisch, Fisch, Ei und Rohkost, also auch auf Blattsalate. Etwas Käse als Beilage zum Gemüse ist erlaubt.
- Bei Hunger am Vormittag oder Nachmittag: Essen Sie einen Apfel, ein paar Cashewkerne oder Trockenfrüchte. Auch Reste vom Frühstück oder ein Bio-Roggenbrot (im Idealfall mit Sauerteig gemacht, nicht mit Hefe) mit Hummus oder Butter und Oliven sind möglich.
- Achten Sie darauf, täglich 3–5 Mahlzeiten zu sich zu nehmen, möglichst jeden Tag zur selben Zeit. So schonen Sie Ihren Darm und helfen Ihrer Leber bei der Reinigung. Hüten Sie sich vor Zwischendurch-Snacks. Es hilft, wenn Sie sich bei den Mahlzeiten hinsetzen und bewusst essen, auch bei den Zwischenmahlzeiten.
- Integrieren Sie Atemübungen und sanfte Bewegung in Ihren Tagesablauf. Machen Sie sich dabei keinen Druck (siehe „Bewegung entlastet die Leber", Seite 48).

Woche 4 Höhepunkt mit Detox-Boostern

Sie sind jetzt im Programm komplett angekommen und Ihr Körper hatte Zeit, sich an die Umstellung zu gewöhnen. In dieser Woche kann die Entgiftung noch etwas mehr angeregt werden – aber immer nur so viel, wie es sich für Sie gut anfühlt.

- Halten Sie sich an die Empfehlungen für die Wochen 2 und 3 – mit kleinen Abänderungen: Trinken Sie Ihr morgendliches heißes Wasser mit einem Schuss unpasteurisiertem Apfelessig oder 1–2 Esslöffeln Zitronensaft. Machen Sie das aber nur, wenn es sich für Magen und Geist wohltuend anfühlt.
- Ersetzen Sie den milden Kräutertee bei Vorliegen von feuchter Hitze oder Leber-Hitze durch Löwenzahntee (Wurzeln und Blätter aus der Apotheke). Dieser Tee wirkt stark kühlend, entgiftet, hemmt Entzündungen und leitet Feuchtigkeit aus. Trinken Sie eine Tasse vormittags und eine nachmittags. Kochen Sie dafür 2 Teelöffel Wurzeln und Blätter in 500 ml kaltem Wasser auf und lassen Sie sie 10 Minuten köcheln. Seihen Sie den Tee ab und trinken Sie ihn warm. Für die zweite Tasse wärmen Sie den Rest einfach auf.
- Ein Leberwickel nach dem Mittagessen oder am Abend vor dem Zubettgehen unterstützt die Entgiftung. Legen Sie sich dazu ein heißes, feuchtes Handtuch auf die rechte Bauchseite und geben Sie ein trockenes Handtuch und eine Wärmeflasche darauf. Entspannen Sie sich und lassen Sie den Wickel 20–30 Minuten einwirken. Sie können einen solchen Wickel auch nur am Wochenende machen, wenn Sie Zeit und Ruhe dafür haben. Hören Sie auf Ihre Intuition und machen Sie sich keinen Druck.

Woche 5 Wertvolle Haltephase

Ihre Entgiftung läuft nun auf Hochtouren, Sie können wieder einen kleinen Gang zurückschalten und sich in Ihrem Programm entspannen.

- Gehen Sie vor wie in den Wochen 2 und 3 – also wieder mit milderen Kräutertees und heißem Wasser ohne Essig oder Zitrone. Die Leberwickel aus der Woche 4 können Sie gerne weiterhin machen, wenn sie Ihnen gefallen.

Woche 6 Sanfter Ausstieg „back to normal“

Wie fühlen Sie sich? Nehmen Sie sich Zeit, diese Frage für sich in Ruhe zu beantworten. Was hat Ihnen besonders gutgetan? Womit hatten Sie am Anfang vielleicht ein paar Probleme? Besonders wichtig in dieser Woche: Nichts überstürzen und Stress vermeiden.

- Lassen Sie das Detox-Programm in dieser Woche langsam und sanft ausklingen. Wichtig ist, nicht sofort alles zu essen, worauf Sie in den vergangenen Wochen verzichtet haben – Sie würden damit den Erfolg der Reinigung und Regeneration nämlich schnell wieder zunichtemachen. Gehen Sie es langsam an!
- Essen Sie Tag für Tag ein „neues" Nahrungsmittel, beginnen Sie etwa mit einem Käsebrot, gönnen Sie sich am nächsten Tag eine Tasse Kaffee und am übernächsten Tag ein Stück Kuchen. Spüren Sie gut in sich hinein und achten Sie darauf, wie Ihre Verdauung und Ihr Wohlbefinden reagieren. Ihr Körper ist jetzt sehr sensibel und zeigt Ihnen klar und deutlich, was ihm guttut.
- Schreiben Sie ein Ernährungstagebuch, wenn Sie mögen, um diese Reaktionen festzuhalten. So können Sie die für Sie passende Ernährung finden und auf Dauer umsetzen. Damit erhalten Sie nicht nur Ihre Leber fit und gesund – sondern den gesamten Körper!

Und wie geht's weiter?

Damit Sie möglichst lange etwas von Ihrer Leber-Detox haben, empfiehlt es sich, die folgenden Ernährungsregeln zu Ihren leberfreundlichen Gewohnheiten zu machen, die Sie im Idealfall beibehalten:

- Sie essen ein gekochtes Frühstück an zumindest fünf Tagen pro Woche.
- Sie halten, so oft es geht, regelmäßige Mahlzeiten ein.
- Sie achten auf einen ruhigeren Tagesablauf mit mehr Pausen und weniger Stress sowie auf ausreichend Nachtschlaf.
- Sie kochen mit frischen Zutaten und essen am besten täglich Gemüse.
- Sie trinken Wasser als Hauptgetränk, im besten Fall warm bis heiß.

10 Kochtipps für eine fitte Leber

1. Die Leber liebt Qualität. Kaufen Sie, wenn möglich, bio, fair trade und regional, denn die meisten Zusatzstoffe belasten die Leber.

2. Süße Alternativen: Verwenden Sie statt weißem Zucker lieber Honig, Vollrohzucker oder Reissirup. Auch allgemein etwas weniger süßen stärkt die Leber.

3. Je heißer der Herd oder der Backofen, desto erhitzender wirkt das Essen. Daher lieber dünsten und kochen anstatt scharf anzubraten und grillen.

4. Fett ist nicht gleich Fett, denn nicht alle Fette dürfen erhitzen werden. Bei hohem Erhitzen eignet sich Kokosfett, bei sanftem Erhitzen Olivenöl oder Butter, und Leinöl etwa darf gar nicht erhitzt werden.

5. Scharfes und Würziges erhitzt, deshalb sollten Sie auf Chili, Zimt, Nelken und viel Zwiebel lieber verzichten. Würzen sie stattdessen mit (Kreuz)Kümmel, Koriander (Samen und Grün), Kardamom und frischen wie getrockneten Kräutern.

6. Der Körper braucht nicht täglich tierisches Eiweiß. Greifen Sie lieber auf Protein aus Gemüse, Getreide und Hülsenfrüchten zurück und essen Fleisch, Fisch, Ei und Käse als kleine Beilagen.

7. Frische Gesundheitsbooster: Verwenden Sie häufig frische grüne Kräuter oder Sprossen.

8. Bitter macht gesund: Essen Sie besonders im Frühling und Sommer bittere Blattsalate wie Endivien, Chicorée oder Radicchio als kleine Beilage zu Ihren Hauptspeisen.

9. Sie können Ihre Leber mit Zitrone und unpasteurisiertem (!) Apfelessig entspannen und den Fluss der Galle anregen. Aber Achtung: Bitte zwingen Sie sich nicht dazu. Essig wirkt stark und sollte nur bei guter Verträglichkeit verwendet werden.

10. Beobachten Sie Ihre Verdauung. So erfahren Sie, was Ihnen bekommt und was nicht. Am besten mit wenig Zutaten starten und langsam abtesten, was Ihnen und Ihrem Körper schmeckt.

Rezepte für eine starke Leber

Auf den nächsten Seiten finden Sie einfache und wohlschmeckende Kochrezepte, die Ihrer Leber guttun – geordnet nach den Kategorien Frühstück, kleine Speisen und Salate, Suppen und Eintöpfe, Hauptmahlzeiten sowie Süßes. Sie können aber alles zu jeder Tageszeit essen, es gibt in der TCM keine Regeln dafür, welches Essen als Frühstück und welches als Abendessen geeignet ist. Hauptsache, es schmeckt, macht Sie angenehm satt und belastet Ihre Verdauung nicht. Gerade beim Frühstück mögen es viele Menschen gerne süßer – schauen Sie sich dann auch die Rezepte aus dem letzten, süßen Kapitel an. Hören Sie auf Ihr Bauchgefühl und Ihren Appetit – das sind gute Ratgeber. Die Zutatenmengen reichen bei allen Rezepten für 3–4 Portionen.

Prinzipiell wird ein leichtes und frühes Abendessen empfohlen, Frühstück und Mittagessen sollten die Hauptmahlzeiten sein. Es gibt aber individuelle Unterschiede, schränken Sie sich nicht zu sehr ein.

Bei jedem Rezept ist angegeben, wie lange die Zubereitung dauert und wann es besonders empfehlenswert ist, zum Beispiel bei Leber-Hitze, Leber-Qi-Stagnation und anderem mehr (zu den Wirkungen der einzelnen Nahrungsmittel finden Sie Tabellen auf den Innenklappen des Buches).

Vorschläge für Varianten zeigen, wie Sie die Rezepte schnell und einfach abwandeln können, in den Tipps finden Sie praktische Informationen zum Kochen bzw. zu einzelnen Zutaten (bei dieser Gelegenheit: Kaufen Sie, wann immer es geht, Bioprodukte!).

i

Ich bin keine Ärztin, sondern Ernährungsberaterin nach der Traditionellen Chinesischen Medizin. Ernährung kann bei schweren Krankheiten eine gute Unterstützung sein, als alleiniges Mittel zur Heilung ist sie aber nicht geeignet. Bitte lassen Sie sich immer schulmedizinisch beraten oder besuchen Sie einen TCM-Arzt (Schulmediziner mit TCM-Zusatzausbildung). Wenn Sie Ihre Ernährung nach TCM umstellen wollen, fragen Sie bei vorhandenen Krankheiten vorher Ihren Hausarzt.

Tomaten-Zucchini-Eierspeise

ca. 15 Minuten

nährt das Leber-Blut und das Leber-Yin, kühlt Leber-Hitze, Basilikum bewegt das Qi

1 kleine Zucchini
3 große Tomaten
1 EL Olivenöl
1 TL Kräuter der Provence
¼ TL gemahlene Koriandersamen
Salz
6 Eier

Außerdem
frisches Basilikum zum Bestreuen

Zucchini waschen und in dünne Scheiben schneiden. Tomaten waschen und klein schneiden.

Das Olivenöl in einer großen Pfanne erhitzen und das Gemüse darin bei mittlerer Temperatur andünsten. Mit Kräutern der Provence, Koriandersamen und Salz würzen.

Die Eier in einem großen Glas verquirlen, salzen und zum Gemüse gießen. Dann die Eier mit dem Gemüse stocken lassen.

Die Eierspeise mit frischem Basilikum bestreuen und servieren. Dazu passt ein Butterbrot.

Variation

Frische Kresse oder Minze statt des Basilikums bewegen ebenfalls das Qi und erleichtern die Verdauung. Statt der Eierspeise ist auch ein weich gekochtes Ei oder ein Spiegelei mit Gemüse ein gutes Frühstück. Da Eier sehr nährend und damit auch befeuchtend sind, sollten Sie sie jedoch nicht täglich essen, vor allem nicht bei Leber-Hitze und feuchter Hitze. Das Gemüse macht hier die Eier bekömmlicher und kühlt die Hitze. Als Faustregel einer leberfreundlichen Ernährung gilt: Nicht mehr als 4–6 Eier pro Woche essen.

Tipp

Kaufen Sie Ihr Brot in Bioqualität, damit es nicht zu viel Salz und chemische Zusätze enthält. Sie können auch Ihren Bäcker oder die Verkäuferin im Supermarkt immer nach den Zutaten fragen. Essen Sie besser leicht abgelegenes, trockeneres Brot statt frisches. Falls Sie nur frisches Brot haben, toasten Sie es kurz. Frisches, „feuchtes“ Brot ist laut TCM am wenigsten bekömmlich, es erzeugt leicht pathogene Feuchtigkeit im Körper.

Kräuterpolenta
mit Kidneybohnen-Tomaten-Salat

ca. 25 Minuten
kühlt Leber-Hitze, nährt das Leber-Blut und das Yin

1 Handvoll frische Kräuter nach Saison und Geschmack (z. B. Petersilie, Dill oder Thymian)
200 g Polenta
¼ TL gemahlene Koriandersamen
1 TL Kräuter der Provence
¼ TL gemahlene Bockshornklee-samen
Salz
3 große Tomaten
200 g gekochte Kidneybohnen aus dem Glas
2–3 EL Olivenöl
Saft von ¼ Zitrone

Die Kräuter waschen, trocken schütteln und die Blätter klein schneiden.

Polenta in 400 ml kochendes Wasser einrühren, mit Koriandersamen, Kräutern der Provence und Bockshornkleesamen würzen und etwas salzen. Einen Teil der frischen Saisonkräuter in die Polenta rühren.

Polenta 5 Minuten bei hoher Temperatur und unter ständigem Rühren kochen. Dann den Herd ausschalten und die Polenta bei geschlossenem Deckel 5 Minuten ziehen lassen.

Tomaten waschen und klein schneiden. Kidneybohnen in einem Sieb gut waschen und mit den Tomaten mischen. Restliche Kräuter nach Geschmack unter die Mischung geben. Salzen, mit Olivenöl und Zitronensaft anrichten und zur Polenta servieren.

Variation

Bei schwacher Verdauung braten Sie die Tomaten kurz in einer Pfanne an. Statt der Tomaten schmecken auch Paprika gut, statt der Kidneybohnen können auch weiße oder braune Bohnen verwendet werden.

Tipp

Wenn es ganz schnell gehen soll, nehmen Sie Schnellkoch-Polenta aus dem Bioladen – sie ist in 3 Minuten fertig. Bockshornkleesamen ist ein intensives Gewürz, das für einen zwiebelähnlichen Geschmack sorgt und häufig in Currymischungen zu finden ist. Es vertreibt innere Kälte und regt die Libido an. Verwenden Sie es bei Leber-Hitze oder hochschießendem Yang nur sehr sparsam.

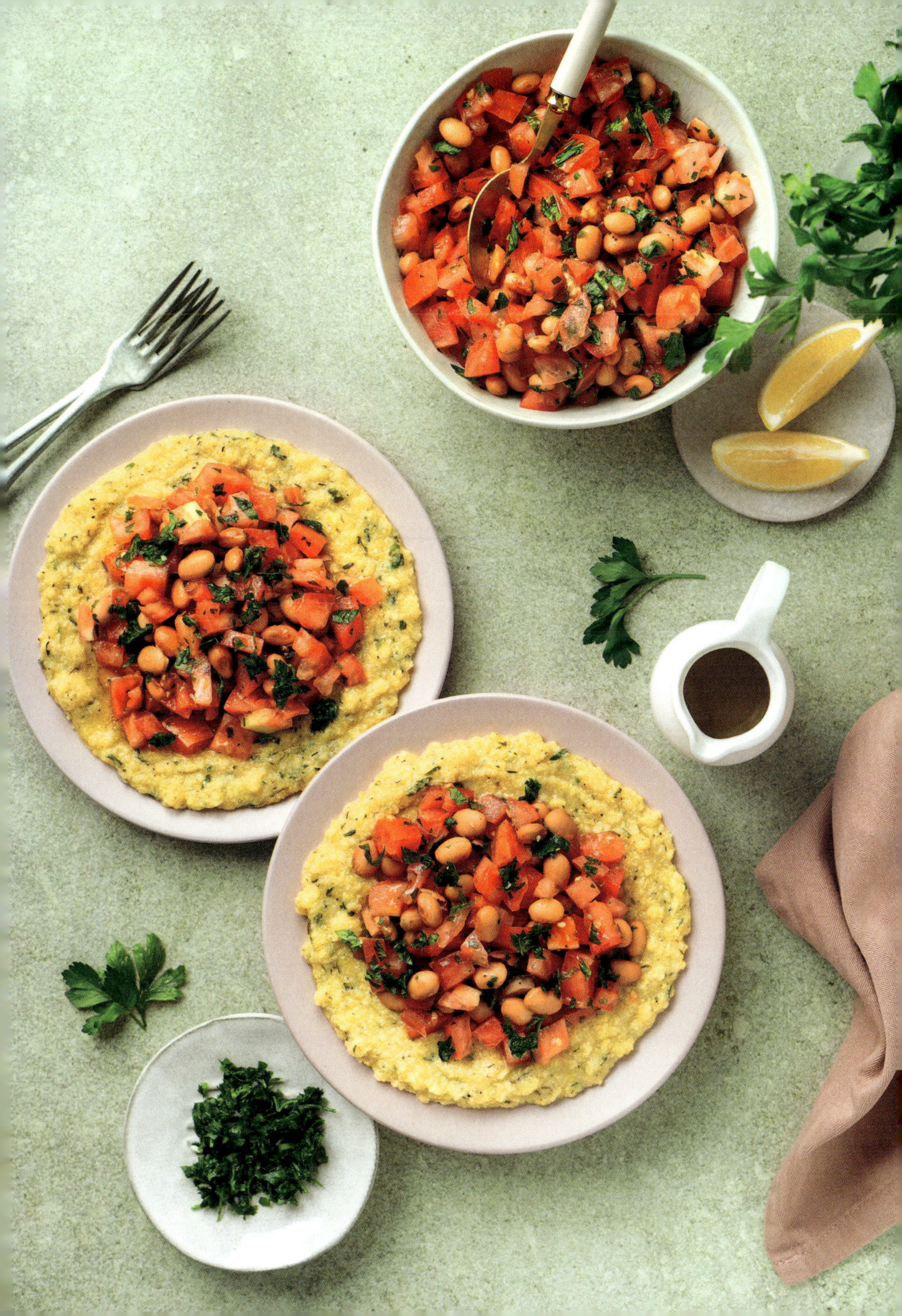

Wassermelonen-Reis

10 Minuten (plus 15 Minuten Kochzeit)
kühlt Leber-Hitze, günstig bei innerem Wind und hochschießendem Leber-Yang, Leber-Qi-Stagnation

200 g Basmati- oder Milchreis
400 ml Hafermilch
2 EL Kokosflocken
½ TL Bourbonvanillepulver
1 Schuss Sahne oder Kokosmilch
1 kleine Wassermelone

Außerdem
einige Sonnenblumenkerne zum Bestreuen

Basmati- oder Milchreis in einer Schüssel in kaltem Wasser waschen, dann abgießen und in der Hafermilch aufkochen. Mit den Kokosflocken und dem Vanillepulver etwa 15 Minuten weich kochen. Dann Sahne oder Kokosmilch darunterrühren.

Die Wassermelone aufschneiden und zusammen mit dem Reis anrichten. Zum Schluss die Sonnenblumenkerne darüberstreuen.

Variation

Falls Sie es süßer mögen, können Sie den Reis in Vanille- oder Mandel-Reis-Milch kochen (erhältlich im Bioladen, auch ohne Zuckerzusatz). Auch einige gehackte und mitgekochte Trockenfrüchte wie Rosinen und Datteln verleihen mehr Süße. Durch die Trockenfrüchte erhält das Gericht zudem eine blutstärkende Wirkung.

Tipp

Basmatireis bewegt als einzige Reissorte das Qi. Sie können aber auch jede andere Reissorte nehmen. Reis ist in der TCM sehr beliebt, da er die Verdauung stärkt und Qi aufbaut, thermisch neutral ist und pathogene Feuchtigkeit trocknet. Er wird auch als Basis verwendet, um andere Zutaten bekömmlicher zu machen. Bei sehr schwacher Verdauung tut ein Congee gut, also eine mindestens 2 Stunden lang gekochte Reissuppe (je länger sie gekocht wird, desto bekömmlicher ist sie). Waschen Sie den Reis übrigens immer gut in kaltem Wasser, um eine mögliche Arsenbelastung zu minimieren. Auch Einweichen hilft (einige Stunden, danach das Wasser abgießen), denn Arsen ist wasserlöslich.

Avocado-Cashew-Reis

ca. 15 Minuten (plus 15 Minuten Kochzeit)
nährt das Leber-Yin und beruhigt inneren Wind, kühlt Hitze

- 200 g Basmatireis
- ¼ TL gemahlene Koriandersamen
- ¼ TL gemahlene Kurkuma
- ¼ TL gemahlener Kardamom
- Salz
- 1 TL Butter
- 1–2 Avocados
- 1–2 EL Olivenöl
- 1 TL Kräuter der Provence
- Saft von ¼ Zitrone
- 4 EL Cashewkerne

Basmatireis in einer Schüssel in kaltem Wasser waschen, dann abgießen und in 400 ml frischem Wasser aufkochen. Mit Koriandersamen, Kurkuma und Kardamom würzen und etwa 15 Minuten bei niedriger Temperatur weich kochen. Zum Schluss etwas salzen und die Butter untermengen.

Avocados halbieren, die Kerne herauslösen und das Fruchtfleisch mit einem kleinen Löffel aus der Schale herauslösen. Die Avocadostücke in einer Schüssel mit Olivenöl, Kräutern der Provence und Zitronensaft vermischen und mit Salz würzen.

Reis mit den Avocadostücken anrichten und mit Cashewkernen bestreut servieren.

Variation

Wenn Sie etwas Feta bzw. Schafskäse dazugeben, wird das Gericht sättigender. Sie können auch frische Kräuter nach Geschmack daruntermischen.

Tipp

Avocados müssen beim Kauf etwas weich sein, sodass sie mit dem Finger leicht eingedrückt werden können. Allerdings sollten sie nicht zu weich sein und innen keine braunen Stellen haben.

Diese Mahlzeit lässt sich übrigens perfekt mit übrig gebliebenem Reis vom Vortag zubereiten, Ihr Frühstück oder Abendessen ist dann in 5 Minuten fertig. Sie können den Avocado-Cashew-Reis auch gut in die Arbeit mitnehmen und bei Zimmertemperatur essen.

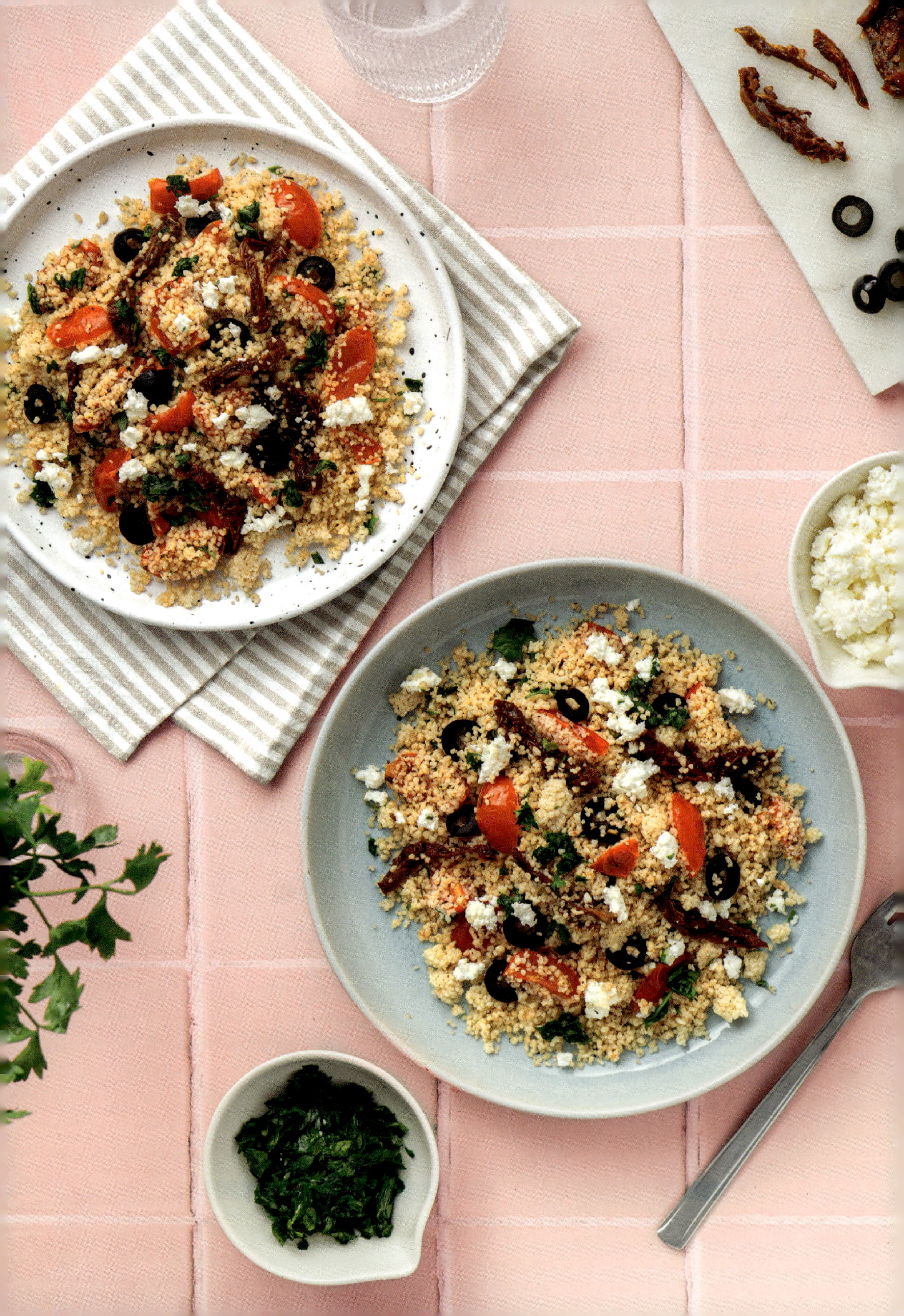

Tomaten-Couscous
mit Oliven

ca. 20 Minuten
kühlt Leber-Hitze, nährt das Leber-Yin, Oliven regen den Gallenfluss an

250 g Couscous
¼ TL gemahlene Koriandersamen
Salz
2 EL schwarze Oliven
1 Handvoll frische Kräuter nach Belieben
8–10 kleine Tomaten
1 EL Olivenöl
1 TL Kräuter der Provence

500 ml Wasser im Wasserkocher erhitzen. Couscous in eine Schüssel geben und mit Koriandersamen und etwas Salz würzen. Mit dem heißen Wasser übergießen und etwa 6 Minuten ziehen lassen.

Inzwischen die Oliven klein schneiden. Die Kräuter waschen, trocken schütteln und ebenfalls klein schneiden. Die Tomaten waschen und vierteln.

In einer Pfanne das Olivenöl erhitzen und die Tomaten darin etwa 5 Minuten anbraten. Mit Kräutern der Provence und Salz würzen.

Couscous in die Pfanne zu den Tomaten geben und alles gut durchmischen. Den Tomaten-Couscous mit Oliven und frischen Kräutern nach Belieben anrichten.

Variation

Ein paar Stücke Feta geben noch mehr Geschmack und machen satt. Auch in Streifen geschnittene und untergehobene getrocknete Tomaten sorgen für mehr Geschmack.

Tipp

Couscous ist einfach das Beste für ein schnelles Essen. Es funktioniert sogar im Büro: Sie können in diesem Fall einfach zum Beispiel Dosentomaten mit dem Couscous im heißen Wasser ziehen lassen. So haben Sie eine warme Mahlzeit, ohne zu kochen! Auch die süße Variante lässt sich schnell zubereiten: Ein paar Apfelstücke und Rosinen mitziehen lassen, fertig. Aber Achtung bei Durchfallneigung: Couscous kann die Symptome verstärken.

Italienisches Fenchelgemüse

ca. 25 Minuten
bewegt das Leber-Qi, kühlt Leber-Hitze

1 Fenchelknolle
100 g Champignons
4 große Tomaten
2 EL Olivenöl
Salz
1 TL Kräuter der Provence
½ TL gemahlener Kümmel
Saft von ¼ Zitrone

Den Fenchel waschen und den Strunk wegschneiden. Das grüne Fenchelkraut vorsichtig abschneiden und für die Dekoration beiseitelegen. Fenchel in mundgerechte Stücke schneiden.

Die Champignons putzen und feucht abreiben, die Tomaten waschen, trocknen und beides ebenfalls in mundgerechte Stücke schneiden.

Das Olivenöl in einer großen Pfanne erhitzen und die Fenchelstücke darin bei kleiner Hitze etwa 5 Minuten sanft anbraten, dann salzen.

Champignons und Tomaten zum Fenchelgemüse geben. Mit Kräutern der Provence und Kümmel würzen und weitere 10 Minuten weich dünsten. Eventuell etwas heißes Wasser nachgießen, falls die Mischung zu trocken wird.

Die Gemüsepfanne mit Salz abschmecken und mit dem Fenchelgrün anrichten. Dazu passen nach Belieben Kartoffeln oder Polenta.

Variation

Eine komplette Mahlzeit erhalten Sie, wenn Sie dem Gemüse sättigende Zutaten wie Feta oder etwas Fisch zugeben. Auch Cashewkerne und andere Nüsse oder Kerne kann man mitdünsten. Das Gemüse schmeckt nicht nur warm, sondern auch kalt, ähnlich wie ein Gemüsesalat.

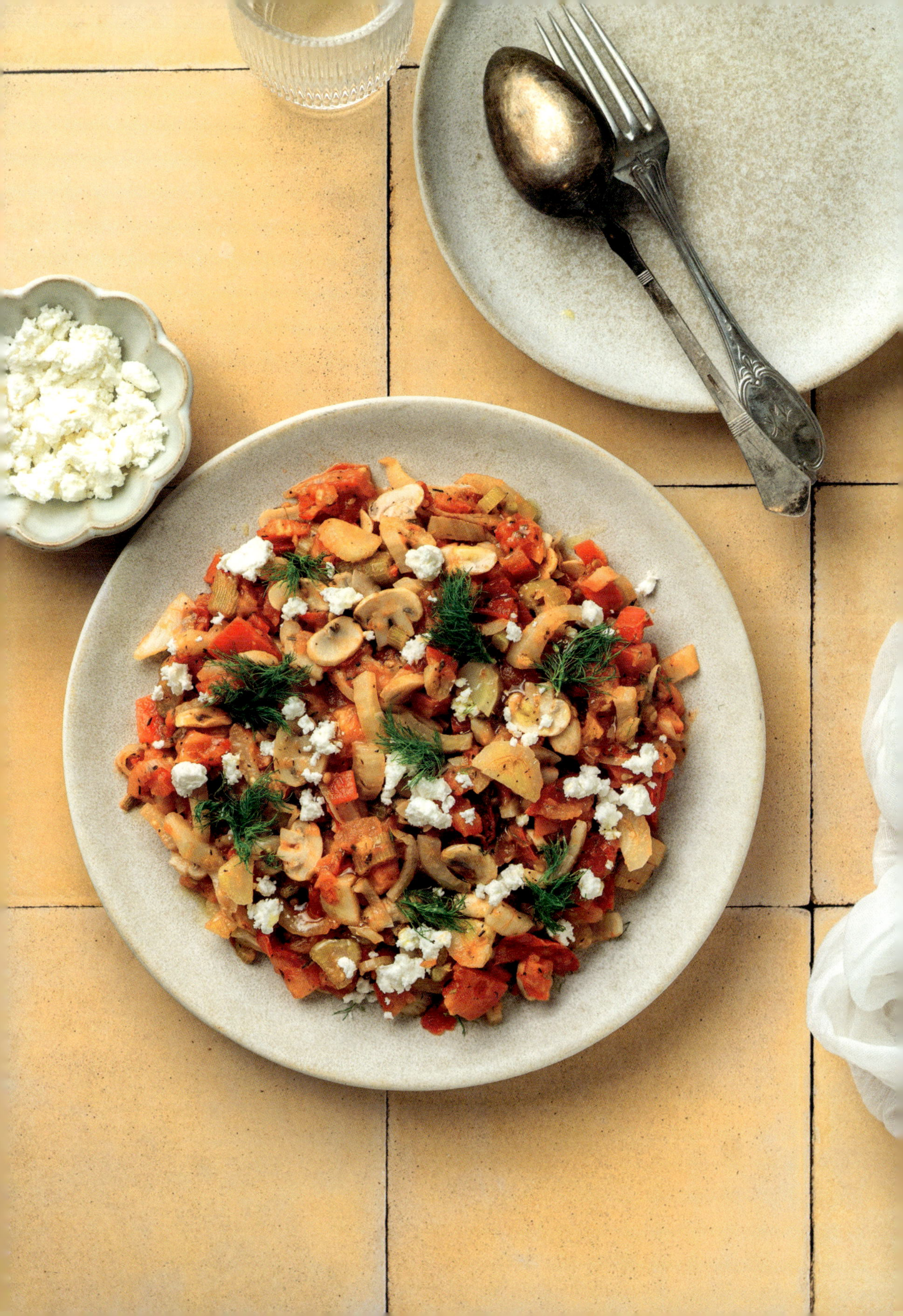

Tomaten auf Mozzarella
à la TCM

ca. 15 Minuten (plus 15 Minuten Backzeit)
kühlt Leber-Hitze, bewegt das Qi

5 große Tomaten
ca. 1 Bund Basilikum
4 Kugeln Mozzarella
Salz
1 TL gemahlene Koriandersamen
3 EL Olivenöl
3 EL Balsamicoessig

Den Backofen auf 160 °C Ober-/Unterhitze (Umluft 140 °C) vorheizen. Tomaten waschen und in Scheiben schneiden, Basilikum waschen, trocken schütteln und die Blätter fein schneiden. Den Mozzarella in Scheiben schneiden.

Tomaten und Mozzarella auf ein Backblech schichten, salzen und mit Koriandersamen bestreuen. Etwa 15 Minuten backen.

Großzügig mit dem Basilikum bestreuen und mit Olivenöl und Balsamicoessig anrichten. Dazu passt eine Scheibe Butterbrot oder gekochtes Getreide.

Variation

Erweitern Sie das Gericht mit Paprika, Zucchini und Auberginen zu einem mit Mozzarella überbackenen Ofengemüse. Dazu passen Polenta, Hirse oder Reis.

Tipp

Mozzarella mit Tomaten – das ist ein sehr befeuchtendes und kühlendes Gericht. Auch das Weißbrot, das wir normalerweise dazu essen, ist schwer verdaulich. Hilfreich sind die Zubereitung im Backofen und die Zugabe von Koriandersamen und Basilikum, die das Gericht bekömmlicher machen. Nehmen Sie ruhig mehr Basilikum als üblicherweise. Wenn Sie viel Feuchtigkeit haben (z. B. Ödeme oder nässende Ekzeme), essen Sie dieses Gericht nur selten.

Feldsalat
mit Kartoffeln und Spargel

ca. 30 Minuten (plus 25 Minuten Kochzeit)
nährt das Yin allgemein

6 Kartoffeln
200 g Champignons
700 g grüner Spargel
2 EL Olivenöl
2 TL Kräuter der Provence
Salz
150 g Feldsalat
2 EL Kürbiskernöl
Saft von ¼ Zitrone

Die Kartoffeln waschen, dann etwa 25 Minuten bissfest kochen. Abgießen, etwas ausdämpfen lassen, schälen und in Scheiben schneiden.

Die Champignons putzen und feucht abreiben, dann halbieren oder vierteln. Spargel waschen, die trockenen Enden entfernen und die Stangen bei Bedarf im unteren Drittel schälen. Anschließend in etwa 3 cm lange Stücke schneiden.

Das Olivenöl in einer Pfanne erhitzen und Spargel mit Champignons darin zusammen mit den Kräutern der Provence bei mittlerer Hitze etwa 10 Minuten braten, salzen.

Feldsalat gut waschen, putzen und trocken schleudern. Mit Kartoffeln, Champignons und Spargel anrichten. Zum Schluss mit Kürbiskernöl und etwas Zitronensaft würzen, bei Bedarf nachsalzen.

Variation

Feldsalat schmeckt mild und stärkt besonders das Leber- und Herz-Blut. Sie können stattdessen auch bittere Salatvarianten verwenden wie Chicorée, Endivien oder Radicchio. Diese leiten zusätzlich Feuchtigkeit aus und kühlen Leber-Hitze. Chicorée ist auch gut bei Gallenflussstau und bei Gallensteinen.

Tipp

Verwenden Sie statt Olivenöl auch einmal Sesamöl, damit können Sie einen neuen Geschmack kreieren. Sesamöl stärkt das Leber- und Nieren-Yin und ist gut für Knochen, Gehirn, Haare, Zähne und in den Wechseljahren. Geröstetes Sesamöl ist wärmend. Champignons und andere Pilze leiten Feuchtigkeit aus und wirken entgiftend. Sie sind in guter Qualität das ganze Jahr erhältlich und sehr einfach und schnell zuzubereiten. Sie fördern die Bekömmlichkeit von Fleisch und fetten Gerichten. Austernpilze beruhigen bei innerem Wind.

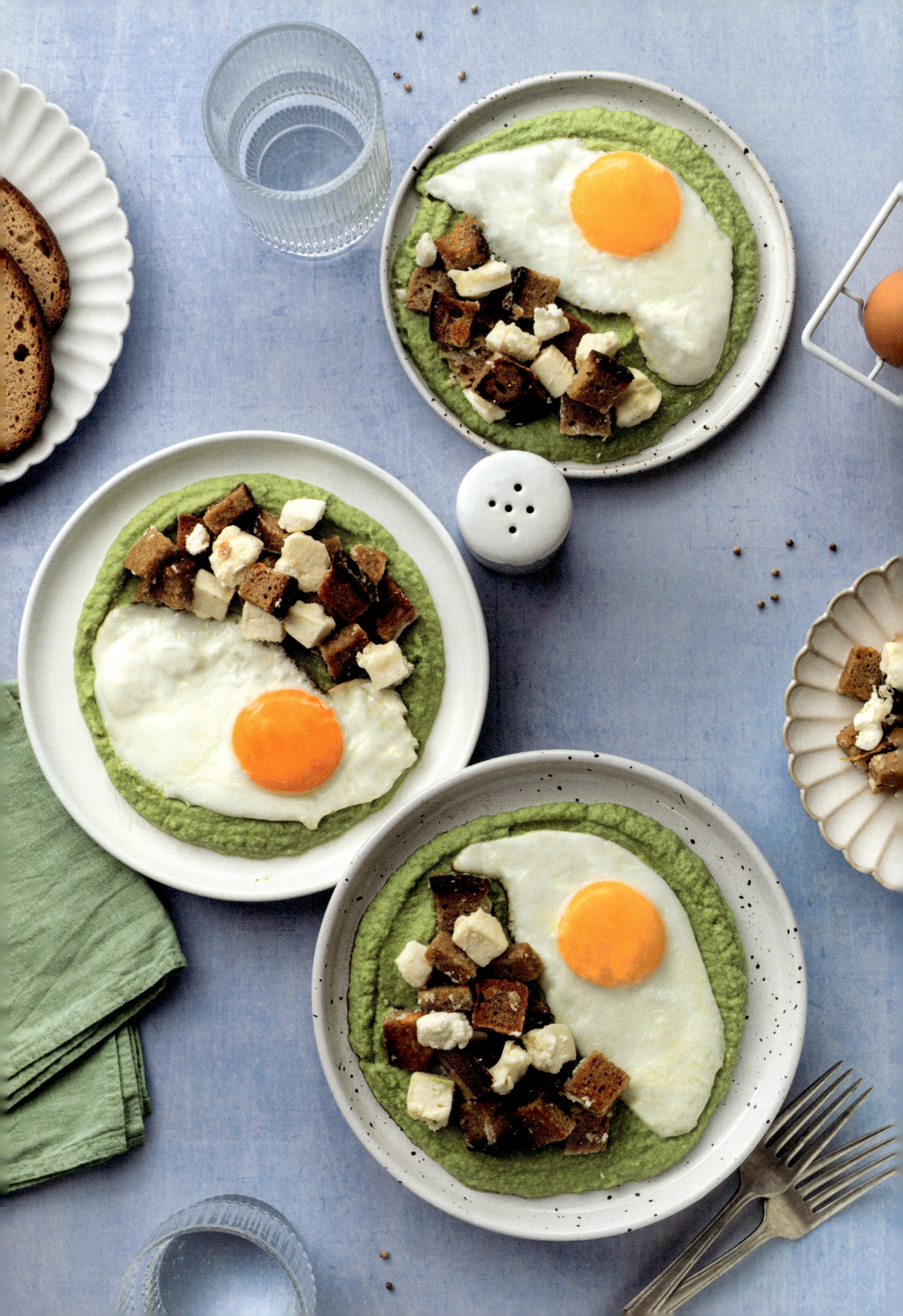

Spiegelei
mit Brokkolimus und Röstbrot

ca. 25 Minuten
nährt das Leber-Blut

1 Brokkoli
4 Eier (eines pro Person)
2 TL Butterschmalz oder Kokosfett
2 Scheiben Brot
100 g Feta
1 EL Olivenöl
2 EL Cashewmus
1 TL gemahlene Koriandersamen
Salz

Den Brokkoli waschen und harte Stellen am Stiel entfernen bzw. schälen. Den ganzen Brokkoli klein schneiden und mit wenig Wasser bei geschlossenem Deckel etwa 10 Minuten weich dünsten (je kleiner die Stücke, desto schneller geht es).

Währenddessen die Eier in einer großen Pfanne mit etwas Butterschmalz oder Kokosfett zu Spiegeleiern braten.

Brot und Feta in Würfel schneiden und in einer zweiten Pfanne mit etwas Olivenöl 5 Minuten anbraten.

Brokkoli-Kochwasser abgießen (oder zum Trinken auffangen) und den Brokkoli mit Cashewmus, Koriandersamen und Salz pürieren.

Das Brokkolimus zusammen mit Spiegelei, Brot und Feta auf Tellern anrichten.

Variation

Wenn es schnell gehen soll, dünsten Sie statt des Brokkoli nur ein paar Tomaten 5 Minuten in Olivenöl an. Ebenso schnell geht es mit Paprika und Zucchini. Die Zugabe von gedünstetem Gemüse macht Eier und Brot viel bekömmlicher und das Gemüse liefert durch die vielen Nährstoffe wertvolles Qi.

Tipp

Das Brokkolimus lässt sich gut vorbereiten. Sie können es in einem Schraubglas im Kühlschrank bis zu 3 Tage lang aufbewahren. Für mehr Geschmack geben Sie etwas geriebenen Käse dazu. Brot gilt in der TCM als schwer verdaulich, achten Sie auf die Signale Ihrer Verdauung nach dem Brotgenuss (z. B. auf Blähungen). Durch Anrösten wird es bekömmlicher, auch abgelegenes Brot ist bekömmlicher als frisches.

Rote Bete auf Rucola

ca. 15 Minuten (plus 1 ½ Stunden Backzeit)
nährt das Leber-Blut, bewegt das Leber-Qi, leitet feuchte Hitze aus

4 kleine Rote Beten
3 große Karotten
3 EL Olivenöl
1 TL gemahlene Koriandersamen
Salz
125 g Couscous
150 g Rucola
Saft von ½ Zitrone

Außerdem
4 EL Kürbiskerne zum Bestreuen

Den Backofen auf 170 °C Ober-/Unterhitze (Umluft 150 °C) vorheizen. Rote Beten gut waschen und bürsten, dann in Viertel schneiden. Karotten waschen und der Länge nach in dickere Stifte schneiden. Das Gemüse in eine ofenfeste Form geben und mit der Hälfte des Olivenöls, Koriandersamen und etwas Salz würzen. Mit Alufolie bedecken und für etwa 1 ½ Stunden in den Backofen geben.

300 ml Wasser aufkochen, Couscous damit übergießen und etwa 10 Minuten ziehen lassen. Salzen und mit ½ EL Olivenöl mischen.

Rucola gut waschen, trocken schleudern und auf Tellern anrichten. Mit 1 Esslöffel Olivenöl und Zitronensaft würzen, leicht salzen.

Das Gemüse mit dem Couscous auf dem Rucola anrichten und mit Kürbiskernen bestreuen. Bei Bedarf mit Zitronensaft nachwürzen.

Variation

Wenn es schneller gehen soll, schneiden Sie das Gemüse kleiner. Das Aroma wird durch eine lange Garzeit allerdings besonders intensiv und köstlich.

Nehmen Sie im Frühling frischen Löwenzahn dazu, dieser ist eines der wichtigsten Kräuter für Leber und Gallenblase. Er kühlt Leber-Hitze, leitet feuchte Hitze aus und bewegt das Leber-Qi und die Galle.

Tipp

Die Roten Beten färben stark. Wenn Sie sie schälen, ziehen Sie am besten Küchenhandschuhe an. Bei diesem Rezept ist es allerdings nicht nötig, hier können Sie die Schale mitessen. Wichtig ist dabei allerdings, kleinere Exemplare zu nehmen und sie sehr gut zu waschen.

Sie können Rote Beten auch mit dieser Kochmethode zubereiten: Als Ganzes im Kochtopf je nach Größe zwischen 30 und 50 Minuten weich kochen und dann schälen. So geht es leichter als beim rohen Gemüse.

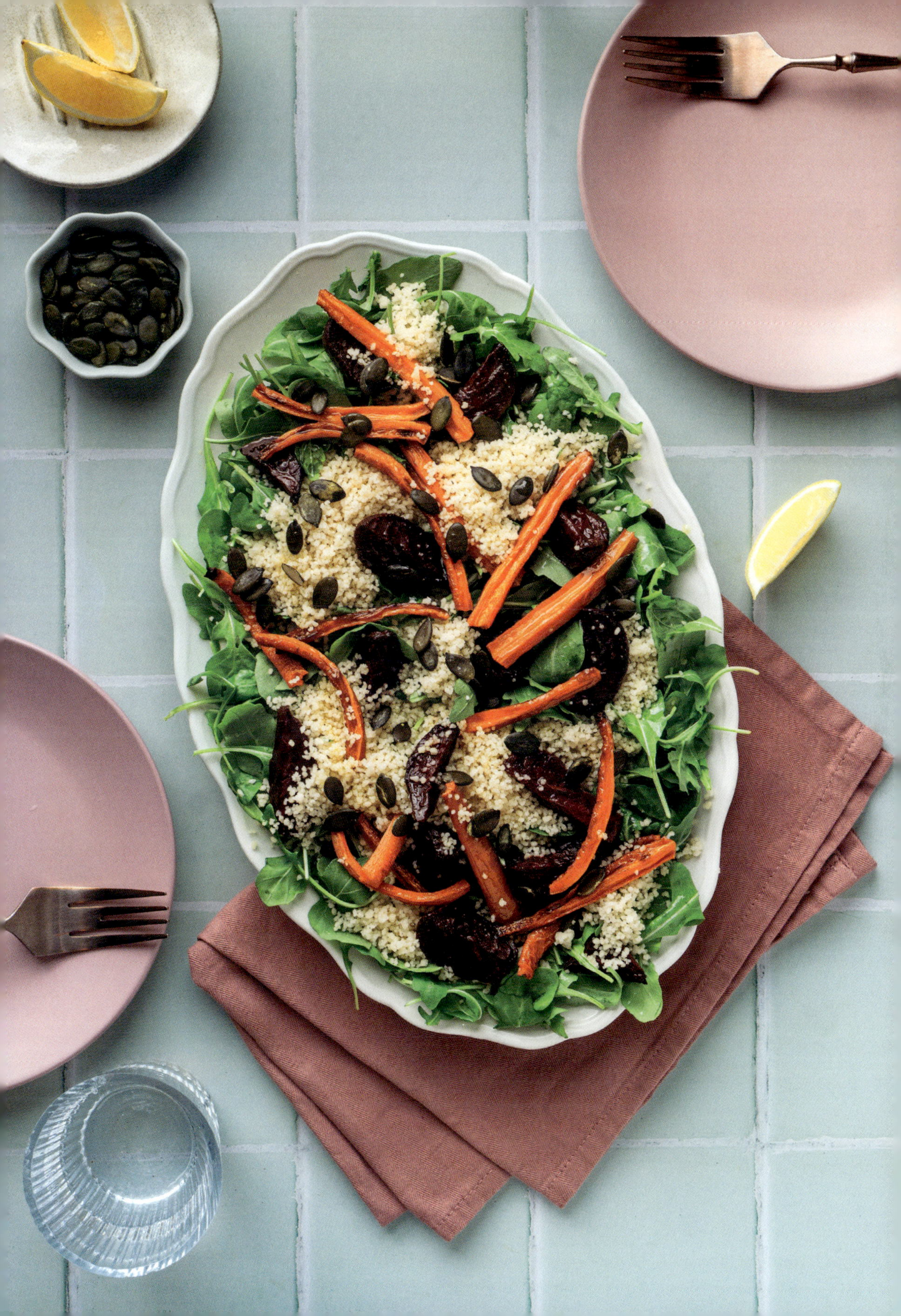

Schneller
Rote-Bete-Salat

ca. 5 Minuten

nährt das Leber-Blut, bewegt das Leber-Qi, leitet feuchte Hitze aus

500 g gekochte, vakuumierte Rote Beten
150 g Feta
1 TL gemahlener Kümmel
3-4 EL Olivenöl
Saft von ½ Zitrone
Salz

Rote Bete in Scheiben schneiden, den Feta in Stücke schneiden.

Rote Bete auf einem Teller auslegen und darauf den Feta verteilen. Mit Kümmel, Olivenöl, Zitronensaft und Salz anrichten.

Variation

Mit frischen Kräutern und gekochtem Getreide gemischt ergibt der Salat eine vollständige Mahlzeit.

Tipp

Achten Sie bei der gekauften, fertig gekochten Roten Bete auf gute Qualität.

Bohnen-Avocado-Salat
mit Rettich

ca. 20 Minuten
nährt das Leber-Blut und das Yin, bewegt das Qi

200 g gekochte weiße Bohnen aus dem Glas
2 Avocados
1 Bund Petersilie
½ TL gemahlener Kreuzkümmel
½ TL gemahlene Koriandersamen
4 EL Olivenöl
½ Zitrone
Salz
100 g weißer Rettich

Die Bohnen abgießen und in einem Sieb gut abspülen, dann abtropfen lassen.

Avocados längs halbieren, die Kerne entfernen und das Fruchtfleisch mit einem kleinen Löffel in mundgerechten Stücken herauslösen. Mit den Bohnen in einer Schüssel vermischen.

Die Petersilie waschen, trocken schütteln, fein hacken und zum Salat geben. Dann aus Gewürzen, Olivenöl, Zitronensaft und Salz eine Marinade zubereiten und über den Salat gießen.

Den Rettich schälen und grob reiben. Den Salat zusammen mit dem Rettich anrichten.

Variation

Sie können den Salat mit Tomaten, Gurken oder Paprika aufpeppen. Sättigender wird er, wenn Sie ein hart gekochtes Ei oder geräucherten Fisch dazugeben.

Tipp

Rettich ist kühlend, verdauungsanregend und hilft, Feuchtigkeit auszuleiten. Verwenden Sie ihn bei schwer verdaulichen Gerichten wie gebratenem Fleisch oder überbackenen Nudeln als kleine Beilage, um die Bekömmlichkeit zu erhöhen. Auch als Ofengemüse schmeckt er gut: Er wird bei 180 °C Ober-/Unterhitze etwa 30 Minuten mit etwas Olivenöl gebacken. Durch diese Zubereitung verliert er an Schärfe.

Kichererbsensalat

ca. 20 Minuten

kühlt Leber-Hitze, stärkt das Leber-Blut und das Leber-Yin, bewegt das Qi

200 g gekochte Kichererbsen aus dem Glas
150 g Feta
200 g kleine Tomaten
3 EL Olivenöl
1 TL Kräuter der Provence
Salz
3 EL Walnüsse
100 g Endiviensalat
1 Zitrone

Kichererbsen gut abspülen und abtropfen lassen. Den Feta würfeln. Tomaten waschen und halbieren.

2 Esslöffel Olivenöl in einer Pfanne erhitzen und die Tomaten darin einige Minuten andünsten. Mit den Kräutern der Provence und etwas Salz würzen. Dann die Tomaten mit den Kichererbsen, dem Feta und den Walnüssen in einer Schüssel mischen.

Endiviensalat gut waschen, trocken schleudern und in mundgerechte Stücke schneiden. Die Zitrone auspressen.

Endiviensalat unter die Gemüse-Käse-Mischung heben und zum Schluss alles mit 1 Esslöffel Olivenöl und dem Zitronensaft marinieren.

Variation

Zu diesem Sommersalat passen auch gut Paprika oder Gurke, kurz angedünstet. Statt der Kichererbsen können Sie weiße Bohnen nehmen und für eine blutstärkende Wirkung gedünstete Karotten, Sellerieknolle oder Pastinaken daruntermischen.

Tipp

Tomaten sind stark kühlend und befeuchtend. Durch das kurze Andünsten werden sie etwas wärmender, weniger befeuchtend und damit leichter verdaulich. Meiden Sie rohe Tomaten und rohe Gurken weitgehend, wenn Sie viel innere Feuchtigkeit haben (z. B. Ödeme oder nässende Ekzeme).

Schwarze-Linsen-Salat

ca. 25 Minuten (plus 30 Minuten Kochzeit)
leitet feuchte Hitze aus, kühlt Leber-Hitze, bewegt das Qi und nährt das Blut

200 g Belugalinsen
1 TL Wakameflocken
½ TL gemahlene Koriandersamen
¼ TL gemahlene Kurkuma
½ TL gemahlener Kreuzkümmel
Salz
5 Tomaten
1 große Zucchini
1 EL Olivenöl
1 TL Kräuter der Provence
1 EL unpasteurisierter Apfelessig

Außerdem
frisches Basilikum

Die Linsen in ein Sieb geben und kalt abspülen. Mit 400 ml Wasser, den Algen, Koriander, Kurkuma und Kreuzkümmel in einen Topf geben. Aufkochen und in etwa 30 Minuten bei kleiner Hitze weich kochen. Erst am Ende der Kochzeit salzen (sonst werden die Linsen nicht richtig weich).

Tomaten und Zucchini waschen und in größere Stücke schneiden. In einer Pfanne im heißen Olivenöl mit den Kräutern der Provence sowie etwas Salz kurz anbraten und 10 Minuten bei kleiner Hitze weich dünsten.

Die Linsen abgießen und lauwarm unter das Gemüse mischen. Essig dazugeben, bei Bedarf nachsalzen und beim Anrichten am besten großzügig mit frischem Basilikum bestreuen.

Variation

Im Winter z. B. Karotten, Rote Bete, Brokkoli oder Rosenkohl verwenden. Statt der Belugalinsen (besonders für Salate geeignet, da sie nicht so leicht zerfallen) können Sie auch rote oder gelbe Linsen verwenden, diese aber nur 15 Minuten kochen, sonst werden sie zu weich. Falls Sie keine Algen finden, kann man sie auch weglassen. Die TCM empfiehlt Algen wegen der vielen enthaltenen Mineralien. In Bioläden sind Algen in vielen Sorten erhältlich.

Tipp

Linsen sind ein guter Eiweißlieferant, Sattmacher, stärken nach der TCM die Nieren und leiten Feuchtigkeit aus, etwa bei Ödemen, Akne oder erhöhtem Cholesterin. Falls Hülsenfrüchte bei Ihnen Blähungen verursachen, gewöhnen Sie Ihren Körper langsam daran. Geben Sie zum Beispiel nur 1–2 Teelöffel Linsen in ein Gericht. Steigern Sie dann langsam die Menge. Sie können zudem verdauungsfördernde Gewürze, wie in diesem Gericht etwa die Algen (Wakameflocken), verwenden.

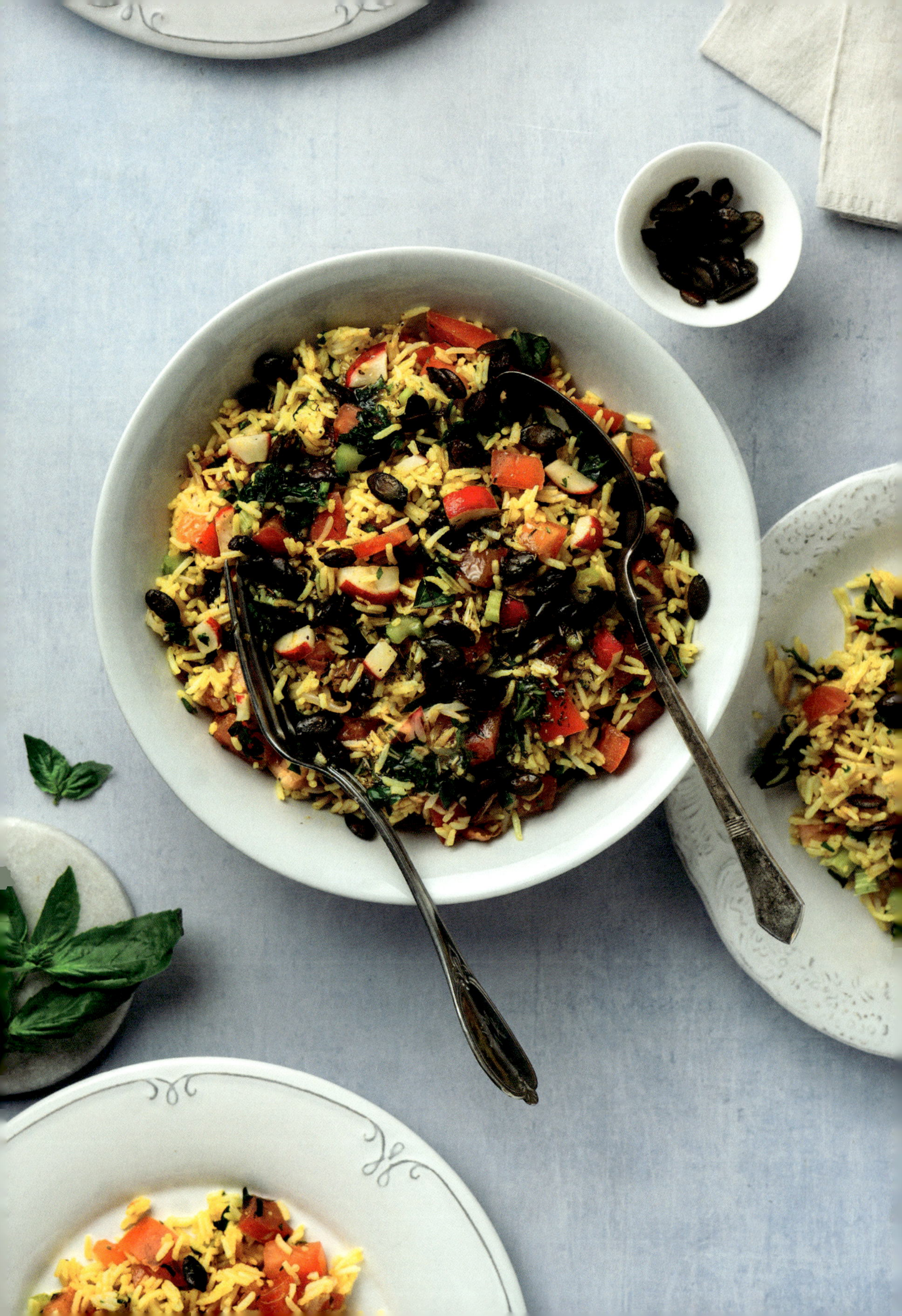

Reis-Radieschen-Salat

ca. 25 Minuten (plus 20 Minuten Kochzeit)
bewegt das Leber-Qi, kühlt und leitet feuchte Hitze aus

200 g Basmatireis
½ TL gemahlene Kurkuma
½ TL gemahlene Koriandersamen
Salz
5–6 Radieschen
3–4 Tomaten
1 Stange Staudensellerie
ca. 1 Bund Basilikum, nach Geschmack
4 EL frische Mungbohnen- oder Sojasprossen
3 EL Olivenöl
1–2 EL unpasteurisierter Apfelessig
1 TL Kräuter der Provence
3 EL Kürbiskerne
1 TL Sojasauce (Tamari oder Shoyu)

Basmatireis in einer Schüssel mit kaltem Wasser waschen, dann abgießen und in 400 ml frischem Wasser aufkochen. Mit Kurkuma und Koriandersamen würzen. Etwa 20 Minuten weich köcheln, dann salzen.

Radieschen, Tomaten und Staudensellerie waschen und in kleine Stücke schneiden. Beim Sellerie vorher die Enden abschneiden und die Fäden ziehen. Basilikum und Sprossen waschen und in Stücke schneiden.

Aus Olivenöl, Apfelessig und etwas Salz eine Marinade zubereiten. Kräuter der Provence zugeben. Die Kürbiskerne in einer unbeschichteten Pfanne kurz bei hoher Temperatur anrösten, von der heißen Platte nehmen und mit der Sojasauce ablöschen.

Den Reis mit dem Gemüse mischen und mit der Marinade und den Kernen anrichten.

Variation

Wenn Sie zu Verdauungsbeschwerden neigen, braten Sie das Gemüse wenige Minuten in Olivenöl an. So wird es bekömmlicher und wirkt trotzdem noch kühlend und das Qi bewegend, wenn auch weniger als in der rohen Variante. Für eine größere Sättigungswirkung können Sie etwas Feta oder Fisch dazugeben, z. B. Sardinen. Und wenn Sie einige Rosinen beifügen (diese stärken das Leber-Blut und bewegen es sanft), sorgen Sie für ein außergewöhnliches Geschmackserlebnis.

Tipp

Sojasauce kühlt und entgiftet – allerdings nur die echte, fermentierte Sojasauce (Tamari, Shoyu). Meiden Sie die konventionelle Sojasauce, sie ist reine Chemie. In den meisten Asia-Restaurants gibt es leider nur diese wertlose Variante.

Rote-Linsen-Suppe

ca. 20 Minuten (plus 20 Minuten Kochzeit)
nährt das Leber-Blut und das Yin

200 g rote Linsen
2 getrocknete Aprikosen
½ TL gemahlene Kurkuma
½ TL gemahlener Kreuzkümmel
½ TL gemahlene Koriandersamen
Salz
100 ml Sahne (Schlagobers)
Saft von ¼ Orange oder Zitrone

Außerdem
Orangen- oder Zitronenspalten zum Servieren

Rote Linsen in kaltem Wasser waschen, bis sie nicht mehr schäumen. Mit 400 ml frischem, kaltem Wasser aufkochen. Je weniger Wasser Sie verwenden, desto dickflüssiger wird die Suppe.

Die getrockneten Aprikosen klein schneiden und zusammen mit Kurkuma, Kreuzkümmel und Koriandersamen zu den Linsen geben. 15–20 Minuten sanft köcheln lassen, am Ende der Kochzeit gut salzen.

Ein paar Esslöffel Linsen für die Einlage abnehmen. 50 ml der Sahne zur Suppe geben und alles mit dem Stabmixer fein pürieren.

Die Suppe mit Orangensaft abschmecken, auf Teller verteilen und mit den abgenommenen Linsen und der restlichen Sahne anrichten. Mit Orangen- oder Zitronenspalten servieren.

Variation

Für eine besonders kühlende Wirkung können Sie Tomaten mitkochen (frisch oder aus der Dose). Die Beigabe von Kokosmilch sorgt für einen Extrageschmack. Kresse oder andere frische Kräuter bringen das Qi in Bewegung.

Tipp

Für Veganer sind Hülsenfrüchte eine wichtige Eiweißquelle. Rote und gelbe Linsen werden am schnellsten weich und sind am bekömmlichsten. Einweich- und Kochzeit sowie Bekömmlichkeit hängen aber auch von der Größe ab. Essen Sie keine Hülsenfrüchte, wenn Sie unter Blähungen leiden. Bekömmlicher werden Linsen und andere Hülsenfrüchte durch Gewürze wie Kreuzkümmel, Koriandersamen und Kardamom oder durch das Mitkochen von Algen. Hier reicht bereits 1 Teelöffel voll, der später auch mitgegessen werden kann. Falls Sie Probleme mit der Verdauung von Hülsenfrüchten haben, gewöhnen Sie sich langsam daran. Kochen Sie anfangs sehr kleine Mengen mit, zum Beispiel 2 Teelöffel Linsen im Reis oder in der Suppe.

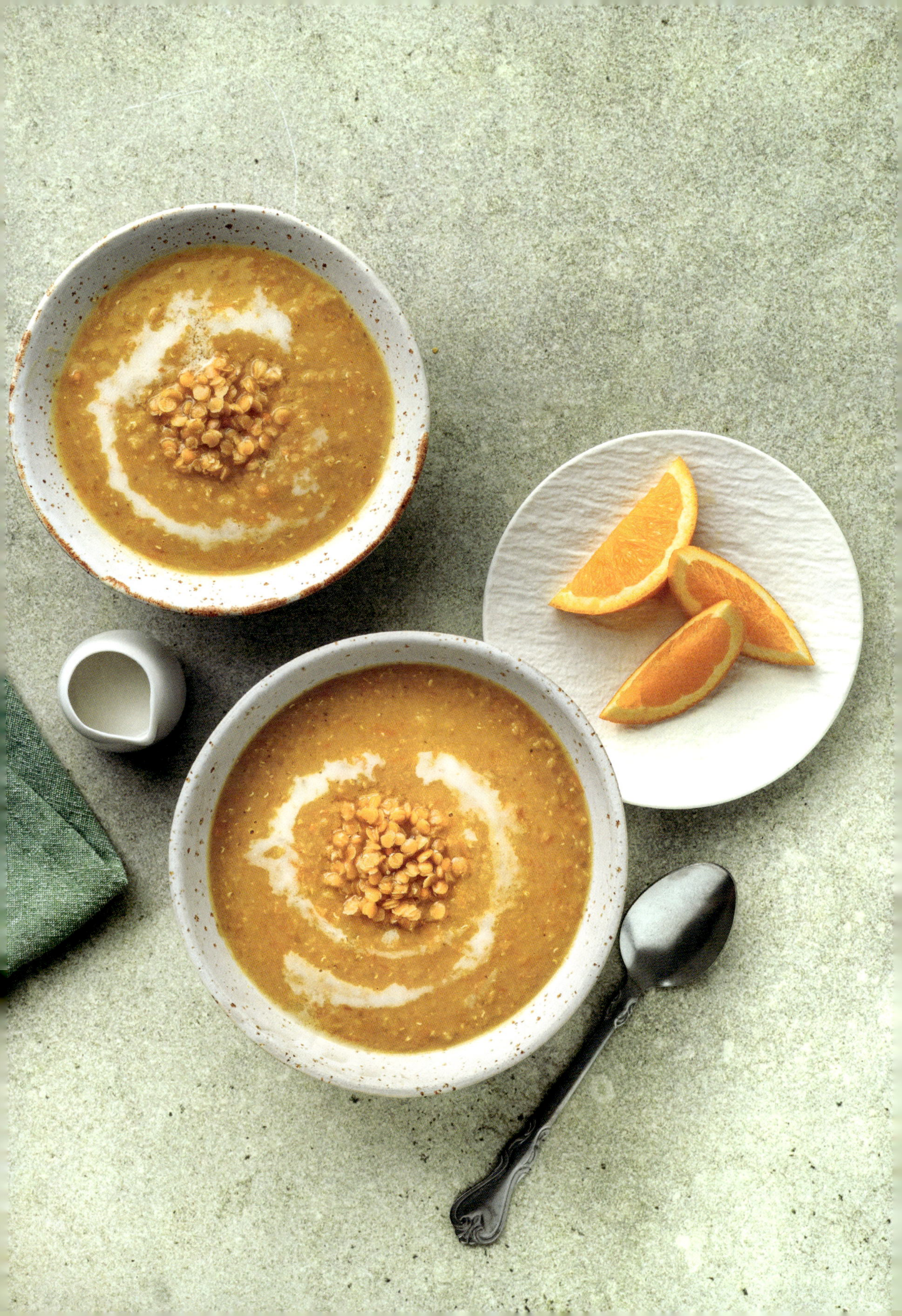

Schnelle Misosuppe

ca. 15 Minuten

kühlt Leber-Hitze, leitet feuchte Hitze aus und bewegt das Qi

2 Karotten
½ Frühlingszwiebel
200 g Tofu natur
4 EL Misopaste
2 EL Sojasauce (Tamari oder Shoyu)
2 EL geröstetes Sesamöl

Die Karotten klein schneiden. 1 Liter Wasser zum Kochen bringen und die Karotten darin etwa 7 Minuten kochen.

Die Frühlingszwiebel in breitere Ringe, den Tofu in Würfel schneiden. Beides am Ende der Kochzeit zu den Karotten geben.

Die Suppe von der Kochplatte nehmen, dann die Misopaste in die nicht mehr kochende Suppe einrühren. Mit Sojasauce und geröstetem Sesamöl abschmecken und servieren.

Variation

Sie können statt der Frühlingszwiebel auch Lauch nehmen und 1 Teelöffel Algen mitkochen. Zucchinistücke können die Karotten ersetzen. Sie werden schneller weich, was die Kochzeit verkürzt.

Tipp

Miso ist stark kühlend, leitet Feuchtigkeit aus und entgiftet, etwa nach zu viel Alkohol oder Nikotin. Die frische Paste ist wertvoller als das fertige Pulver. Das Pulver eignet sich für eine schnelle Suppe am Arbeitsplatz: Einfach den vorgeschnittenen Tofu und das klein geschnittene Gemüse in Behältern mitnehmen und ein paar Minuten ziehen lassen.

Selleriecremesuppe
mit Parmesan

ca. 20 Minuten (plus 20 Minuten Kochzeit)
kühlt Leber-Hitze, senkt hochschießendes Leber-Yang ab, bewegt das Qi

1 kleine Sellerieknolle
3 Kartoffeln
2–3 Stangen Staudensellerie
2 TL frisches oder getrocknetes Liebstöckel
½ TL gemahlener Kümmel
Salz
100 ml Sahne
20 g Parmesan
2 EL Kresse

Sellerieknolle und Kartoffeln schälen und klein schneiden. Staudensellerie waschen, holzige Enden abschneiden und Fäden ziehen. Die Stangen klein schneiden.

Das Gemüse in einen Topf geben, mit etwa 800 ml Wasser großzügig bedecken und aufkochen. Liebstöckel, Kümmel und etwas Salz zugeben. 15–20 Minuten kochen, bis alles weich ist.

60 ml der Sahne zugeben und die Suppe mit einem Stabmixer pürieren. Die restliche Sahne steif schlagen. Den Parmesan reiben.

Die Suppe auf Teller verteilen und mit je 1 Tupfer Sahne garnieren. Parmesan und Kresse darüberstreuen und servieren.

Variation

Sie können dieses Rezept mit vielen anderen Gemüsesorten nachkochen. Schnell lässt es sich zum Beispiel mit Brokkoli und Zucchini zubereiten. Brokkoli baut Leber-Blut auf und kühlt Leber-Hitze, Zucchini wirkt kühlend und hilft bei Blut-Hitze (typisch für Blut-Hitze: Hautunreinheiten, Ausschläge, Juckreiz, Ekzeme). Kartoffeln sind eine gute Basis und machen die Suppe cremiger. Sie sind neutral und stärken den Magen.

Tipp

Liebstöckel ist das Maggi-Gewürz und ein guter Ersatz für Suppenwürfel. Letztere enthalten meistens Glutamat oder Hefeextrakt, was nur ein anderer Name für Geschmacksverstärker ist, sowie häufig Zucker. Verwenden Sie deshalb lieber Gewürze.

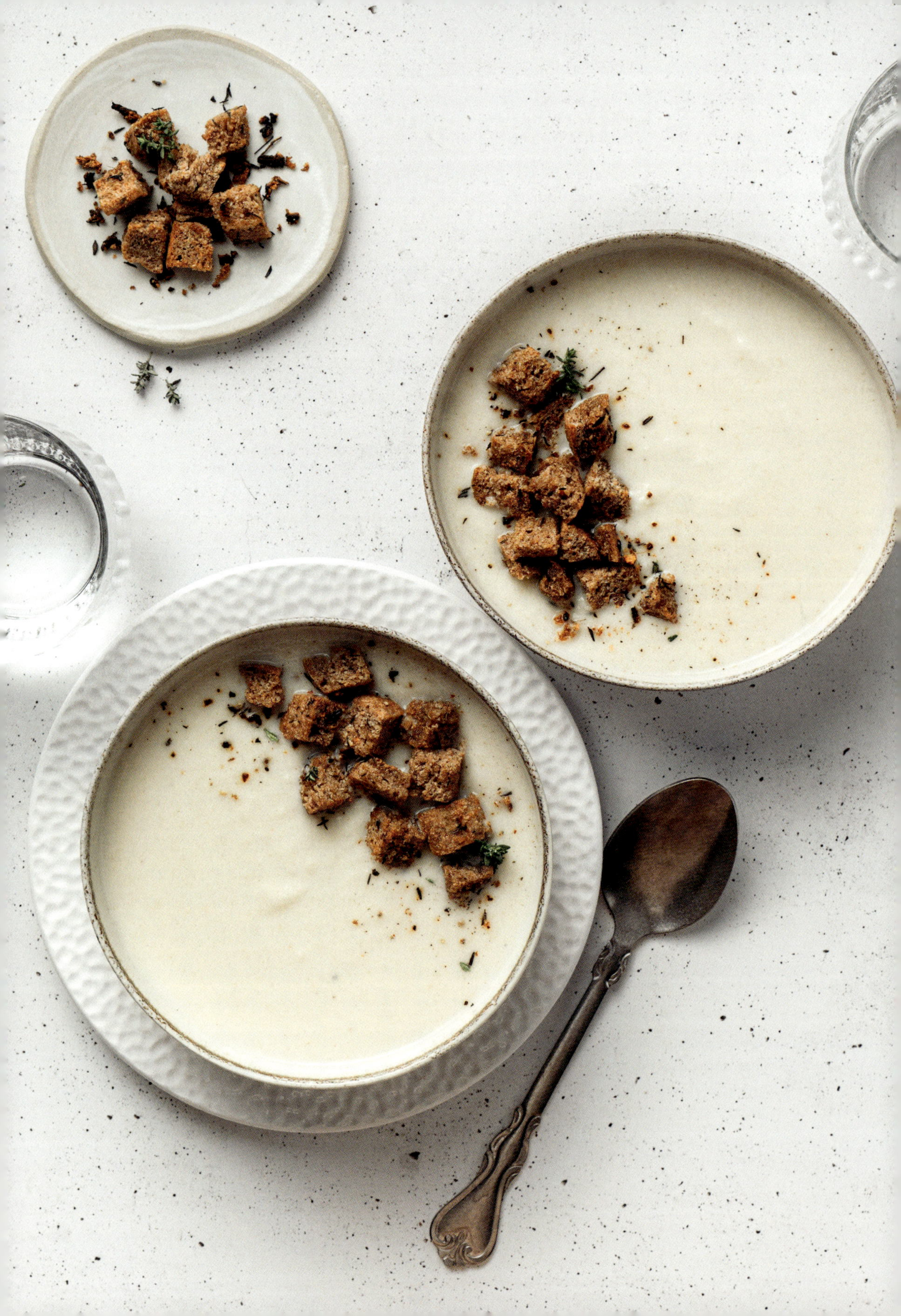

Pastinakencremesuppe

ca. 30 Minuten (plus 20 Minuten Kochzeit)
nährt das Leber-Blut, gut für die Gallenblase und bei Gallensteinen

5 Pastinaken
1 Kartoffel
1 TL getrocknetes Liebstöckel
½ TL gemahlene Koriandersamen
½ TL gemahlener Kreuzkümmel
2 TL Tomatenmark
125 ml Getreide-Kokos-Milch (z. B. Reis-Kokos-Milch)
Salz
2 Scheiben Brot
1 Handvoll frische Kräuter der Saison
Saft von ¼ Zitrone

Pastinaken waschen und bei Bedarf klein schneiden, eventuell erdige Stellen schälen. Die Kartoffel ebenfalls schälen und klein schneiden.

Pastinaken- und Kartoffelstücke in einen großen Topf geben, gerade eben mit etwa 700 ml Wasser bedecken und mit Liebstöckel, Koriandersamen, Kreuzkümmel und dem Tomatenmark aufkochen.

Nach dem Aufkochen die Getreide-Kokos-Milch dazugeben. Alles 15–20 Minuten weich kochen lassen, gut salzen und anschließend pürieren.

In der Zwischenzeit die frischen Kräutern waschen, trocken schütteln und klein schneiden. Das Brot würfeln und in einer beschichteten Pfanne kurz knusprig anrösten. Die Kräuter in die Suppe rühren und diese mit dem Zitronensaft abschmecken. Auf Teller verteilen und mit den Brotwürfeln bestreut anrichten.

Variation

Schneiden Sie ein paar Oliven klein und geben Sie sie zur Suppe. So regen Sie zusätzlich die Gallenblase an. Bei einer guten Verdauung können Sie statt Getreide-Kokos-Milch auch pure Kokosmilch aus der Dose nehmen. Durch ihren hohen Fettgehalt ist sie aber bei feuchter Hitze nur eingeschränkt empfehlenswert.

Tipp

Verwenden Sie am besten unraffiniertes Salz. Es ist bekömmlicher als konventionelles Salz und enthält auch keine chemischen Stoffe wie Trenn- oder Rieselhilfen. Meersalz ist übrigens meistens ebenfalls raffiniert. Das Wort „unraffiniert" muss dezidiert auf der Packung stehen.

Kohlrabicremesuppe
mit Kürbiskernen

ca. 20 Minuten (plus 15 Minuten Kochzeit)
bewegt das Leber-Qi und senkt hochschießendes Yang ab, leitet Feuchtigkeit aus

- 1 Kohlrabi
- 1 große mehlige Kartoffel
- ¼ Sellerieknolle
- ½ TL gemahlene Koriandersamen
- ½ TL gemahlener Kreuzkümmel
- ½ TL getrockneter Thymian
- Salz
- 1 Bund Petersilie (oder andere frische Kräuter)
- 100 ml Sahne
- 3 EL Kürbiskerne

Kohlrabi, Kartoffel und Sellerieknolle schälen und klein schneiden. Alles in einen größeren Topf geben und mit etwa 800 ml Wasser aufgießen (je weniger Wasser, desto cremiger bzw. dickflüssiger wird die Suppe). Mit Koriandersamen und Kreuzkümmel, getrocknetem Thymian und Salz würzen. Aufkochen und etwa 15 Minuten kochen lassen.

Die Petersilie waschen, trocken schütteln und klein schneiden. Die Sahne zur Suppe geben und diese mit dem Stabmixer pürieren und eventuell nachsalzen.

Die Suppe auf Teller verteilen und mit Petersilie oder anderen frischen Kräutern sowie Kürbiskernen bestreut anrichten.

Variation

Für einen exotischeren Geschmack geben Sie 150 ml Kokosmilch statt der Sahne dazu – und mehr vom intensiv schmeckenden Kreuzkümmel. Mit weniger Wasser wird ein köstliches Püree aus der Suppe, Sie können es z.B. zu Getreidelaibchen, Ofenkartoffeln oder Reis essen.

Tipp

Kohlrabi hält sich mehrere Tage im Gemüsefach des Kühlschranks – wie anderes Kohlgemüse, Kürbis und Wurzelgemüse ist er sehr gut haltbar. Schneiden Sie das holzige Ende großzügig weg.

Süßkartoffel-Karotten-Suppe
mit Kokosmilch

ca. 20 Minuten (plus 20 Minuten Kochzeit)
nährt das Leber-Blut

2 Süßkartoffeln
3 große Karotten
1 TL gemahlene Koriandersamen
1 TL gemahlener Kreuzkümmel
½ TL gemahlene Bockshornkleesamen
200 ml Kokosmilch
Salz

Die Süßkartoffeln schälen und in kleinere Stücke schneiden. Karotten waschen und in Stücke schneiden.

Beides in einem großen Topf mit etwa 700 ml Wasser bedecken und aufkochen lassen. Mit Koriandersamen, Kreuzkümmel und Bockshornkleesamen würzen.

Nach 10 Minuten Kochzeit mit der Kokosmilch aufgießen und das Gemüse bei geschlossenem Deckel weitere 10 Minuten weich dünsten. Zum Schluss die Suppe salzen, mit einem Stabmixer fein pürieren und anrichten.

Variation

Bockshornkleesamen sind im Bioladen erhältlich, sie sorgen für einen sehr intensiven Geschmack, ähnlich dem der Zwiebel. Man kann sie einfach weglassen oder an ihrer Stelle ein Stück Frühlingszwiebel oder auch eine Schalotte mitkochen. Diese wirken allerdings stark erwärmend – verwenden Sie Zwiebeln und Knoblauch bei innerer Hitze also nur in kleinen Mengen und nicht täglich.

Tipp

Bei feuchter Hitze oder Fettunverträglichkeit verwenden Sie statt der Kokosmilch eine Getreide-Kokos-Milch (zum Beispiel Reisdrink mit Kokosgeschmack).

Als Topping passen zu jeder Suppe frische, klein geschnittene Kräuter sowie trocken angeröstete Nüsse und Kerne, zum Beispiel Cashew- oder Kürbiskerne: Diese einfach 3 Minuten in der beschichteten Pfanne bei hoher Temperatur anrösten. Dabei immer rühren, da sie schnell anbrennen.

Spinatsuppe

ca. 15 Minuten (plus 15 Minuten Kochzeit)
nährt das Leber-Blut und das Leber-Yin, kühlt Hitze, befeuchtet den Darm (gut bei Verstopfung mit hartem Stuhl)

- 1–2 Kartoffeln
- 500 g frischer Spinat
- ½ Bund Petersilie
- 2 EL Sonnenblumenkerne
- Salz
- 2 EL Sesamöl
- 1 EL Sojasauce (Tamari oder Shoyu)

Die Kartoffeln schälen und in kleine Stücke schneiden. In einem großen Topf mit etwa 800 ml Wasser aufkochen. Etwa 15 Minuten köcheln lassen.

Den Spinat waschen, putzen und gegebenenfalls zerkleinern. Die Petersilie waschen, trocken schütteln und klein schneiden. Beides nach etwa 10 Minuten zu den Kartoffeln geben. Erneut aufkochen lassen und alles weitere 5 Minuten köcheln lassen.

Die Sonnenblumenkerne in einer beschichteten Pfanne ohne Fett kurz anrösten, dabei ständig rühren.

Die Suppe salzen und portionsweise anrichten. Mit Sesamöl, Sojasauce und Sonnenblumenkernen nach Geschmack verfeinern.

Variation

Wenn Sie lieber Cremesuppen mögen, können Sie die Suppe natürlich auch pürieren. Und statt des Olivenöls können Sie auch etwas Sahne oder saure Sahne dazugeben.

Tipp

Spinat ist oft mit Pestiziden behandelt, achten Sie deshalb auf Bioqualität. Tiefkühl-Spinat hat nicht dieselbe Wirkung wie frischer Spinat, verwenden Sie ihn nur als Ausnahme.

Spinat wird oft mit Knoblauch oder Muskat kombiniert, beides wirkt erhitzend. Da die Leber unter zu viel Hitze leidet, lassen Sie diese Gewürze lieber weg. Das gilt besonders dann, wenn Sie zu Leber-Yin-Mangel, Leber-Hitze oder hochschießendem Leber-Yang neigen, was sich zum Beispiel durch Kopfweh, Bindehautentzündungen, Hitzewallungen und rote Augen zeigt.

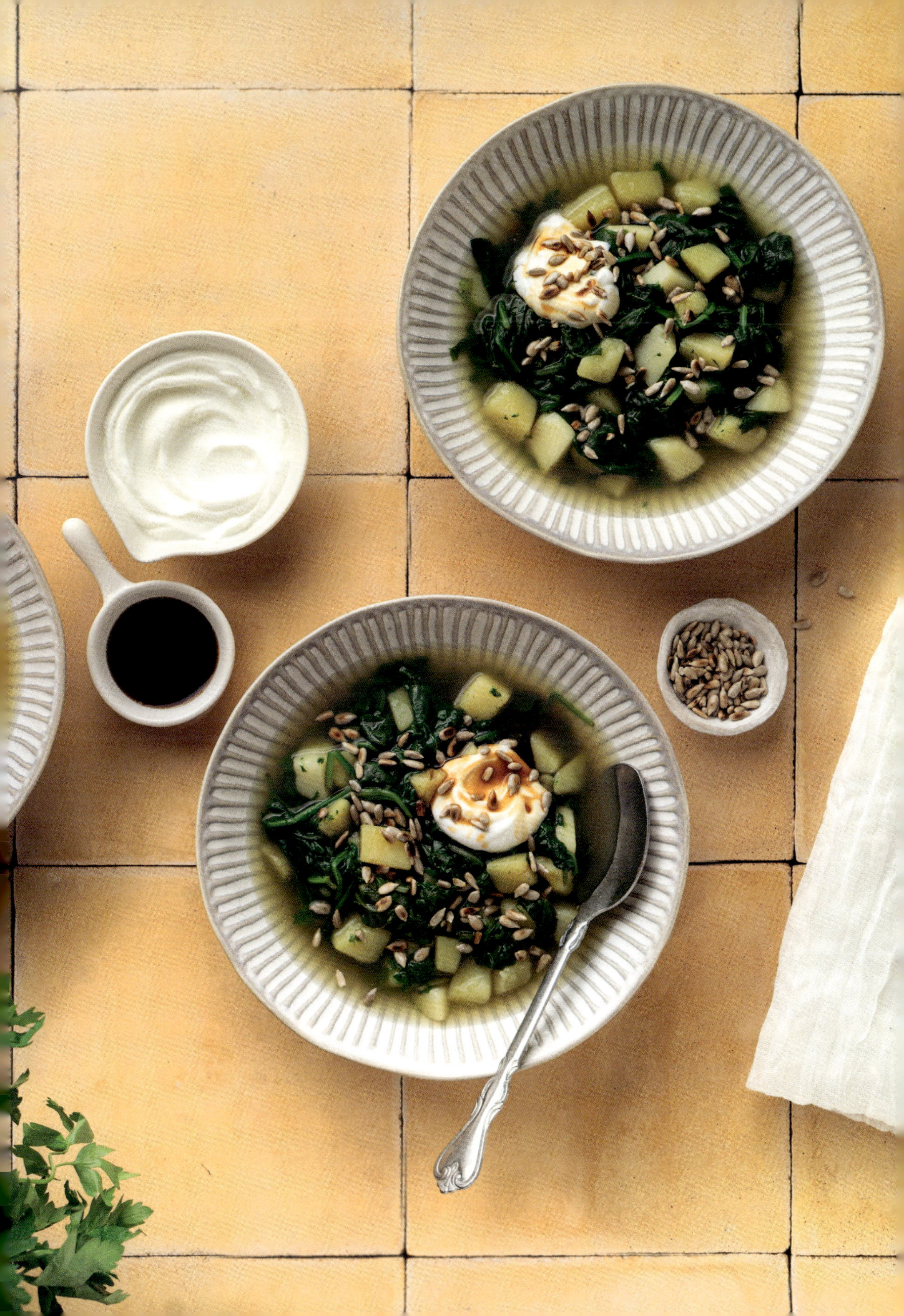

Schnelle Erbsensuppe

ca. 10 Minuten (plus 10 Minuten Kochzeit)
bewegt das Leber-Qi

1 Frühlingszwiebel (grüner Teil)
600 g Tiefkühl-Erbsen
Salz
½ Bund Minze
3 EL saure Sahne

Die Frühlingszwiebel waschen und 2–3 cm des grünen Abschnittes klein schneiden. Mit den Erbsen in einen großen Topf geben und etwa 700 ml Wasser zugießen.

Die Suppe aufkochen und die Erbsen in etwa 10 Minuten weich kochen. Mit Salz abschmecken.

Die Minze waschen, trocken schütteln und die Blätter fein hacken. Die Suppe auf Teller verteilen und mit je 1 Klecks saurer Sahne anrichten.

Tipp

Erbsen sind das einzige Gemüse, das ich regelmäßig tiefgekühlt kaufe. Frische Erbsen wären sicher wertvoller, sind aber selten zu bekommen. Laut TCM werden Lebensmittel durch das Einfrieren kühlender und liefern weniger Qi, also Lebensenergie, als frische Nahrungsmittel. Wenn Sie tiefgekühltes Gemüse kaufen, achten Sie immer darauf, dass keine fertigen Gewürzmischungen dabei sind. Am besten ist es außerdem, wenn nur eine Gemüsesorte eingefroren wurde. Betrachten Sie Tiefkühlkost als Ausnahme und versuchen Sie, so oft es geht, mit frischen Nahrungsmitteln zu kochen. Frische Kräuter zur Erbsensuppe machen diese nährstoffreicher und fördern die Qi-bewegende Wirkung.

Cremige
Rote-Bete-Suppe

ca. 15 Minuten (plus 35 Minuten Kochzeit)
nährt das Leber-Blut, bewegt das Leber-Qi, leitet feuchte Hitze aus

1 Rote Bete
2 Karotten
½ TL gemahlene Koriandersamen
½ TL gemahlener Kreuzkümmel
¼ TL gemahlene Kurkuma
Salz
80 ml Sahne

Rote Bete mit Küchenhandschuhen schälen und klein schneiden. Karotten ebenfalls klein schneiden.

Das Gemüse in einen Topf geben und mit etwa 800 ml Wasser gut bedecken (je weniger Wasser, desto cremiger wird die Suppe).

Mit Koriandersamen, Kreuzkümmel und Kurkuma würzen, gut salzen und aufkochen. Etwa 35 Minuten bei geschlossenem Deckel weich kochen.

Die Suppe mit einem Stabmixer fein pürieren, auf Teller verteilen und mit etwas Sahne anrichten.

Variation

Kochen Sie die Suppe mit weniger Flüssigkeit und machen Sie einen Dip oder Aufstrich daraus. Mischen Sie vor dem Pürieren etwas Feta oder Ziegenfrischkäse dazu und stellen Sie den Dip dann kalt.

Tipp

Kochen Sie mehr von dieser Suppe und nehmen Sie sie am nächsten Tag zur Arbeit mit (zum Beispiel in einer Thermoskanne). Etwas dicker eingekocht passt sie auch gut als Sauce zu Reis oder Gemüse.

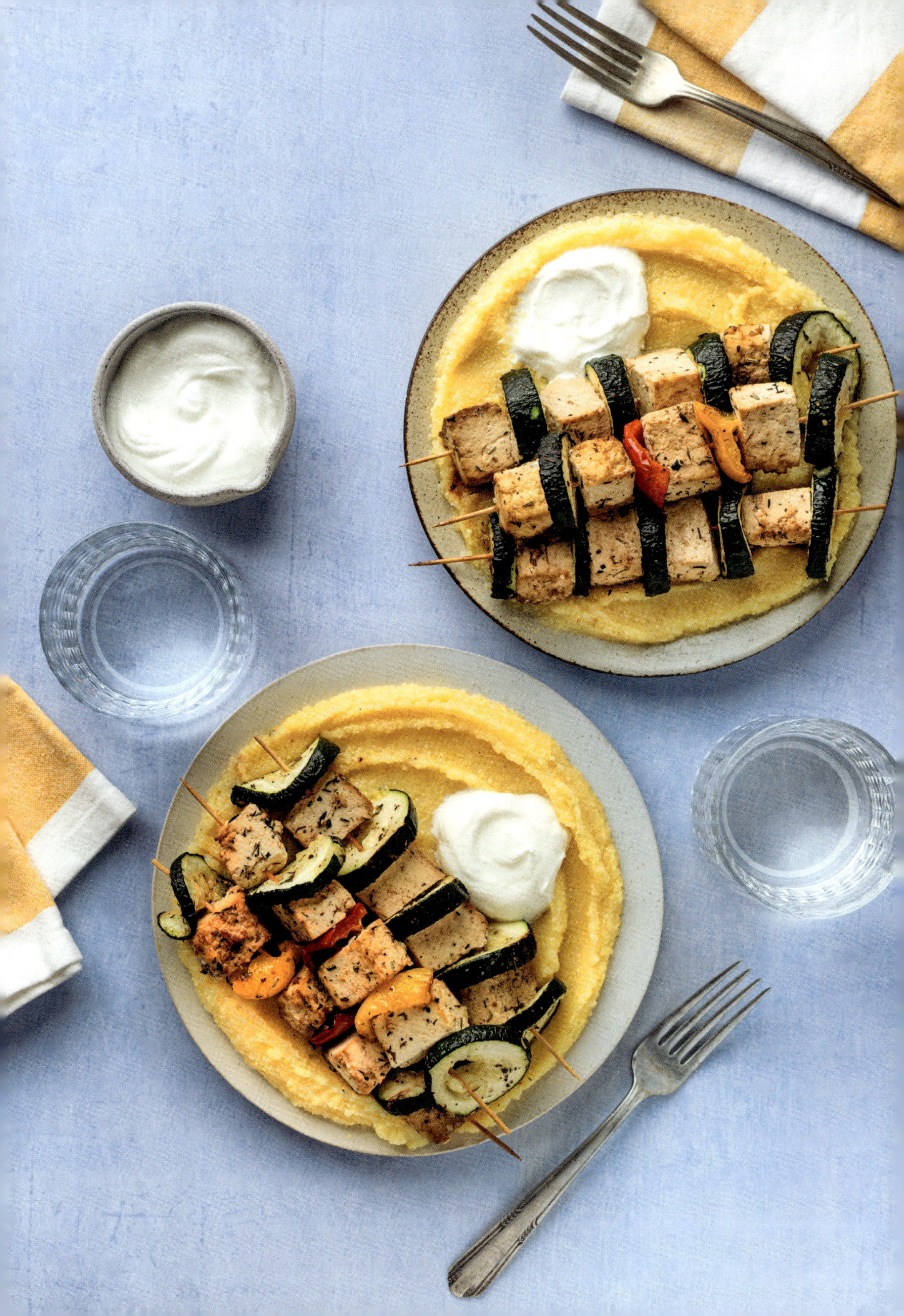

Tofu-Zucchini-Spieße

auf Polenta

ca. 20 Minuten (plus 15 Minuten Marinierzeit und 30 Minuten Backzeit)
kühlt Leber-Hitze, leitet feuchte Hitze aus

400 g Tofu natur
2 EL Olivenöl
2 EL Sojasauce (Tamari oder Shoyu)
1 TL Kräuter der Provence
½ TL gemahlene Kurkuma
1 EL Zitronensaft
3 kleine Zucchini
Salz
200 g Polenta
3 EL saure Sahne

Tofu in größere Würfel schneiden. Aus Olivenöl, Sojasauce, der Hälfte der Kräuter der Provence, Kurkuma und Zitronensaft in einer Schüssel eine Marinade rühren. Die Tofuwürfel darin wenden und mindestens 15 Minuten marinieren.

Zucchini waschen und in dickere Scheiben schneiden. Salzen und mit den restlichen Kräutern der Provence würzen.

Den Backofen auf 180 °C Ober-/Unterhitze (Umluft 160 °C) vorheizen. Tofuwürfel abwechselnd mit den Zucchinischeiben auf Holzspieße geben und etwa 30 Minuten leicht knusprig backen.

400 ml Wasser zum Kochen bringen und salzen. Die Polenta einstreuen und mit einem Schneebesen gut umrühren. Die Herdplatte auf die kleinste Stufe stellen und Polenta unter Rühren etwa 10 Minuten sanft köcheln, bis sie weich ist.

Die Spieße zusammen mit der Polenta anrichten und zusammen mit einem Klecks saurer Sahne servieren.

Variation

Probieren Sie auch andere Gemüsearten am Spieß. Besonders gut schmecken Paprika und Champignons.

Tipp

Bevorzugen Sie Tofu aus regionaler Produktion. Wählen Sie Shoyu oder Tamari als Sojasauce, denn das sind Naturprodukte, die lange gereift (fermentiert) sind und viele positive Wirkungen auf unsere Gesundheit haben. Sie wirken unter anderem entgiftend und stärken die Darmflora sowie das Immunsystem.

Bohnentopf
mit Kürbis und Karotten

ca. 25 Minuten (plus 20 Minuten Kochzeit)
nährt das Leber-Blut und das Yin

- 1 kleiner Hokkaido-kürbis
- 3 große Karotten
- ½ TL gemahlene Koriandersamen
- ½ TL getrockneter Majoran
- ½ TL gemahlener Kreuzkümmel
- 200 ml Kokosmilch
- Salz
- 100 g gekochte Kidneybohnen aus dem Glas

Den Hokkaidokürbis waschen und mit Schale mit einem großen, scharfen Messer in Stücke schneiden. Die Kerne entfernen.

Karotten waschen und in größere Stücke schneiden. Kürbis- und Karottenstücke in einem großen Topf mit etwa 250 ml Wasser bedecken. Aufkochen und mit Koriandersamen, Majoran und Kreuzkümmel würzen. Nach 10 Minuten mit der Kokosmilch aufgießen und bei geschlossenem Deckel weitere 10 Minuten weich dünsten. Das Gemüse mit Salz abschmecken.

Kidneybohnen gründlich in einem Sieb abspülen und abtropfen lassen. Zum Gemüse geben und unterrühren. Mit einem Stabmixer einige Gemüsestücke und Bohnen pürieren, damit die Sauce cremiger wird (entweder gleich im Topf oder in einem separaten Gefäß).

Die Gemüse-Bohnen-Mischung anrichten und zum Beispiel mit Basmatireis und Cashewkernen servieren.

Variation

Im Sommer passen auch gut Zucchini, Paprika und Tomaten statt Kürbis und Karotten. Durch das Sommergemüse wird das Gericht kühlender und baut die Körpersäfte stärker auf. Das hilft zum Beispiel bei trockener Haut und trockenem Stuhl. Frische Kräuter schmecken gut zu diesem Gericht und bringen eine Qi-bewegende Wirkung.

Tipp

Verwenden Sie bei feuchter Hitze oder Fettunverträglichkeit statt der Kokosmilch eine Getreide-Kokos-Milch, zum Beispiel einen Reisdrink mit Kokosgeschmack.

Bohnen-Kartoffel-Stampf

ca. 20 Minuten (plus 25 Minuten Kochzeit)
nährt das Blut und das Yin, leicht kühlend

1 kg Kartoffeln
½ kg frischer Spinat
Salz
½ TL gemahlener Kümmel
1 TL Butter
200 g gekochte weiße Riesenbohnen aus dem Glas
½ Bund Petersilie, klein geschnitten
½ TL gemahlene Koriandersamen
¼ TL gemahlene Kurkuma
2 EL Olivenöl

Kartoffeln waschen und mit Schale in etwa 25 Minuten weich kochen. Dann abgießen, kurz ausdämpfen lassen und schälen. 2 Kartoffeln beiseitelegen, die restlichen mit einer Gabel grob zerdrücken.

Spinat gut waschen, putzen und eventuell kleiner schneiden. Mit wenig Wasser in einen großen Topf geben, kurz aufkochen und dann auf der ausgeschalteten Herdplatte 3 Minuten ziehen lassen, bis die Blätter zusammengefallen sind. Salzen und mit dem Kümmel würzen, dann die Butter dazugeben.

Bohnen in einem Sieb gut abspülen. Abtropfen lassen und mit einem Kochlöffel andrücken, dann mit dem Kartoffelstampf vermischen.

Die Petersilie waschen, trocken schütteln und klein schneiden. Unter den Kartoffelstampf mischen, mit Koriandersamen und Kurkuma würzen und mit Salz abschmecken. Zum Schluss das Olivenöl darunterrühren.

Den Bohnen-Kartoffel-Stampf auf Teller verteilen. Die beiseitegelegten Kartoffeln in Scheiben schneiden und zusammen mit dem Spinat auf dem Kartoffelstampf anrichten.

Variation

Bei den Bohnen können Sie auch andere Bohnen aus dem Glas verwenden – je nachdem, was der Vorratsschrank hergibt.

Tipp

Gerade Kartoffeln eignen sich hervorragend zum Vorkochen. Kochen Sie immer mehr davon als notwendig, so haben Sie am nächsten Tag – beispielsweise mit einem Spiegelei – ein schnelles Essen. Aufbewahren können Sie die gekochten Kartoffeln in einem Topf mit Deckel im Kühlschrank.

Ofengemüse
mit Joghurtsauce

ca. 20 Minuten (plus 35 Minuten Backzeit)
nährt das Leber-Blut, bewegt das Qi, kühlt Leber-Hitze

1 Brokkoli
6 Karotten
½ weißer Rettich
2 EL Olivenöl
1 EL getrocknetes Basilikum
1 EL gemahlener Kümmel
Salz
½ Zitrone
30 g Parmesan
1 Handvoll frische Kräuter nach Geschmack
200 g Naturjoghurt

Den Backofen auf 170 °C Ober-/Unterhitze (Umluft 150 °C) vorheizen. Brokkoli, Karotten und weißen Rettich waschen, gegebenenfalls schälen und in Stücke, Stifte oder Scheiben schneiden. Ein Backblech mit Backpapier belegen und das Gemüse darauf verteilen, mit dem Olivenöl beträufeln und mit Basilikum, Kümmel und Salz würzen.

Im Backofen etwa 35 Minuten backen, bis das Gemüse durch ist, und zwischendurch schauen, ob es nicht zu dunkel wird. In der Zwischenzeit die Zitrone auspressen, den Parmesan reiben. Die Kräuter waschen, trocken schütteln und fein schneiden.

Das fertige Gemüse auf Teller verteilen, mit Zitronensaft würzen und mit Parmesan bestreuen. Den Naturjoghurt mit frischen Kräutern nach Geschmack mischen und leicht salzen. Als Sauce zum Gemüse reichen.

Variation

Das Ofengemüse wird zu einer sättigenden Mahlzeit, wenn Sie Kartoffeln und Feta oder Fisch beifügen. Biokartoffeln immer gut waschen und mit der Schale in Scheiben schneiden, konventionelle Kartoffeln zuerst schälen. Feta wird – in Stücke geschnitten – wie die Kartoffeln mitgebacken, geräucherter Fisch (zum Beispiel Forelle) wird erst nach dem Backen dazugegeben.

Tipp

Joghurt wirkt stark kühlend und ist damit eher schwer verdaulich, vor allem bei innerer Feuchtigkeit (zum Beispiel bei breiigem Stuhl, Blähungen und Ödemen) und Kälte (bei kalten Füßen oder häufigem Frieren). Durch die Kombination mit dem Ofengemüse wird die kühlende, befeuchtende Wirkung abgemildert und Joghurt bekömmlicher.

Spinat-Quinoa
mit Feta

ca. 15 Minuten (plus ca. 15 Minuten Garzeit)
kühlt Leber-Hitze, nährt das Blut und das Yin

200 g Quinoa
1 TL gemahlene Koriandersamen oder gemahlener Kümmel
½ kg frischer Spinat
Salz
1 TL Butter
150 g Feta
3 Tomaten

Quinoa gründlich in heißem Wasser waschen, dann abgießen und in 400 ml frischem heißem Wasser zum Kochen bringen. Mit ½ Teelöffel Koriandersamen oder Kümmel würzen. Etwa 15 Minuten köcheln, dann 5 Minuten ziehen lassen.

Währenddessen den Spinat gründlich waschen, putzen und bei Bedarf zerkleinern. In sehr wenig Wasser bei geschlossenem Deckel 3–5 Minuten kochen lassen. Salzen und mit 1 Prise Koriandersamen oder Kümmel würzen.

Quinoa salzen und die Butter darunterrühren. Den Feta würfeln und die Tomaten in Spalten schneiden. Quinoa und Spinat mischen. Mit Fetawürfeln anrichten und mit ein paar Tomatenspalten garnieren.

Variation

Statt Spinat passt auch gut ein Letscho aus Paprika, Auberginen, Tomaten und Zucchini.

Tipp

Quinoa ist ein Pseudogetreide, das neutral schmeckt und den höchsten Eiweißgehalt unter den Getreidearten hat. Es stärkt besonders die Nieren (Yin und Yang) und ist thermisch neutral. Falls Sie nicht wissen, was Sie dazu kochen sollen, denken Sie an Nudelsaucen. Sie passen auch gut zu Quinoa.

Gebackene Auberginen
mit Tomaten

ca. 10 Minuten (plus 30 Minuten Backzeit)
kühlt Leber-Hitze, Auberginen bewegen das Qi und das Blut

4 Auberginen
1 TL Kräuter der Provence
2 EL Olivenöl
Salz
8–10 kleine Tomaten
100 g Feta

Den Backofen auf 170 °C Ober-/Unterhitze (150 °C Umluft) vorheizen.

Die Auberginen waschen, der Länge nach in etwa 1 cm dicke Scheiben schneiden. Auf ein mit Backpapier ausgelegtes Backblech legen, mit Kräutern der Provence würzen, mit Olivenöl beträufeln und salzen.

Die Tomaten waschen und vierteln, auf den Auberginenscheiben verteilen. Den Feta zerbröckeln und ebenfalls auf den Auberginen verteilen. Alles für etwa 30 Minuten in den Backofen geben.

Die gebackenen Auberginen anrichten und zum Beispiel Kartoffeln, Basmatireis, Polenta oder Couscous dazu reichen.

Variation

Wenn es schneller gehen soll, können Sie das Gemüse auch einfach in einer Pfanne anbraten. Schneiden Sie dafür die Auberginen in kleinere Stücke. Sie können dasselbe Rezept auch mit Zucchini statt Auberginen probieren, Paprika eignet sich ebenfalls gut. Die Zubereitung im Backofen macht diese Sommergemüse etwas wärmender, sodass sie für Kältetypen bekömmlicher werden (zum Beispiel bei Neigung zu dünnem Stuhl, Frieren, Wassereinlagerungen).

Tipp

Kochen Sie eine größere Menge und essen Sie die Reste am Abend oder am nächsten Tag kalt als Antipasti. Das Gericht eignet sich auch gut zum Mitnehmen.

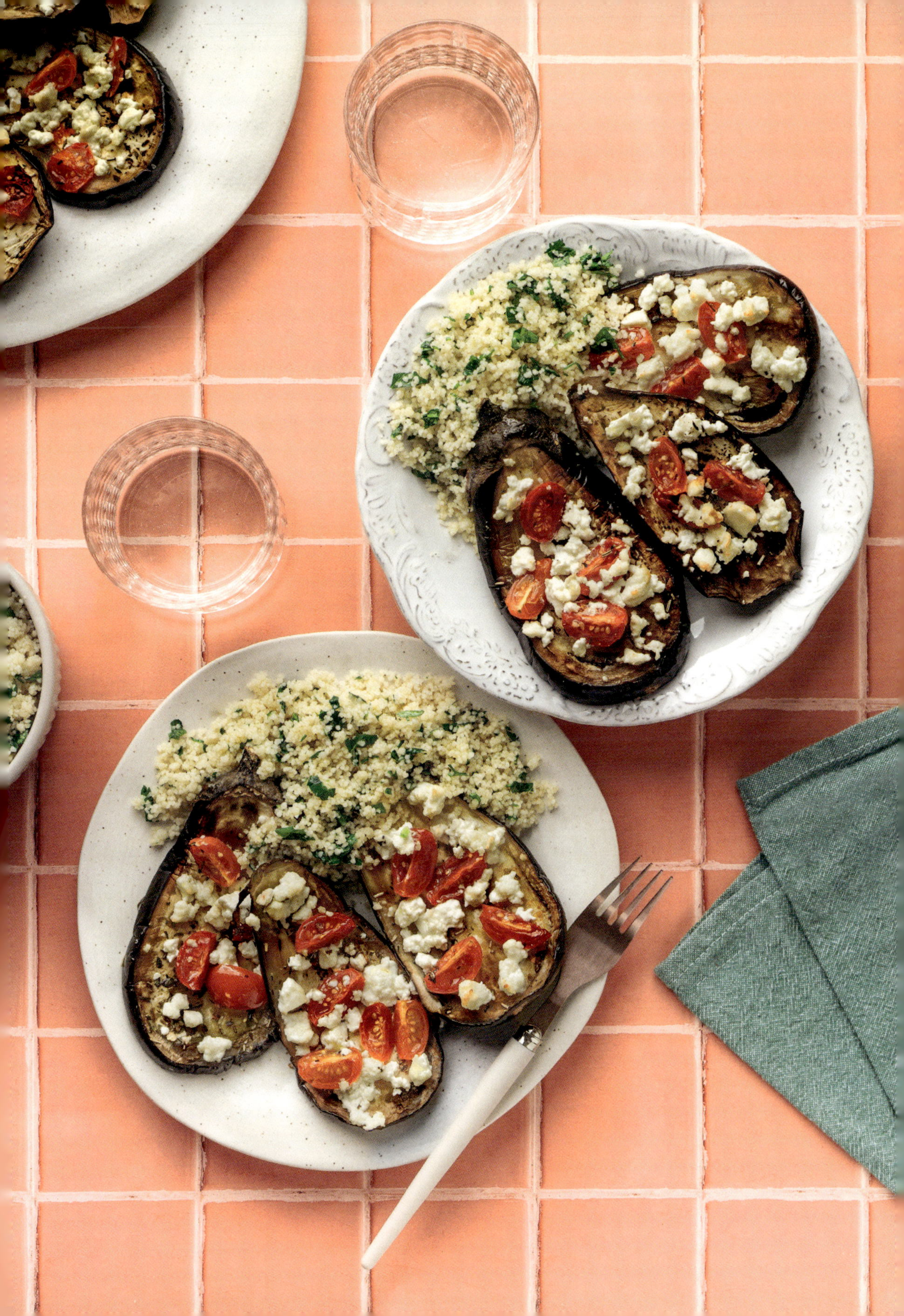

Spargel auf Couscous
mit frischer Minze

ca. 15 Minuten (plus 10 Minuten Garzeit)
nährt das Leber-Yin, Minze bewegt das Qi, Spargel leitet feuchte Hitze aus

- 700 g grüner Spargel
- 2 EL Olivenöl
- 200 g Couscous
- ½ TL gemahlene Koriandersamen
- ½ TL gemahlener Kümmel
- Salz
- ½ Bund Minze
- 3 Radieschen

Den grünen Spargel waschen, die Enden abschneiden und das untere Drittel schälen. Die Stangen in etwa 2 cm lange Stücke schneiden.

Spargel in 1 Esslöffel Olivenöl etwa 5 Minuten anbraten, dann mit 3–4 Esslöffeln Wasser bei geschlossenem Deckel etwa 10 Minuten weich dünsten.

Couscous mit Koriandersamen und Kümmel würzen, mit 400 ml heißem Wasser aufgießen, 6 Minuten ziehen lassen. Salzen und 1 Esslöffel Olivenöl darunterrühren.

Die Minze waschen, trocken schütteln und die Blätter hacken. Die Radieschen waschen, putzen und in Scheiben schneiden.

Spargel auf Couscous anrichten. Mit der Minze und den Radieschenscheiben garniert servieren.

Variation

Statt Couscous können Sie auch Hirse oder Quinoa verwenden, beide nähren ebenfalls das Yin. Statt Minze passen Petersilie oder Basilikum. Kleine, mitgedünstete Tomaten harmonieren gut mit dem Spargel. Für mehr Geschmack kann man Feta daruntermischen oder etwas Parmesan zugeben.

Tipp

Grünen Spargel muss man, wenn überhaupt, nur im unteren Drittel schälen. Weißen Spargel komplett. Kaufen Sie Spargel aber bitte nur, wenn er Saison hat.

Süßkartoffelmus
mit Tomatenreis

ca. 15 Minuten (plus 45 Minuten Kochzeit)
nährt das Leber-Blut, kühlt Leber-Hitze

2–3 Süßkartoffeln
½ TL gemahlene Koriandersamen
½ TL gemahlener Kreuzkümmel
Salz
2 TL Butter
200 g Basmatireis
8 kleine Tomaten
1 TL Kräuter der Provence
2 TL Olivenöl

Die Süßkartoffeln im Ganzen in etwa 45 Minuten weich kochen. Dann abgießen, kurz ausdämpfen lassen, schälen und mit einer Gabel zu Mus zerdrücken. Mit Koriandersamen und Kreuzkümmel würzen, salzen und die Butter darunterrühren.

Während die Kartoffeln garen, den Basmatireis zubereiten. Dafür Basmatireis in einer Schüssel mit kaltem Wasser gut waschen, dann abgießen und mit 400 ml frischem Wasser aufkochen. Etwa 20 Minuten bei kleiner Hitze weich köcheln, dann salzen.

Die Tomaten waschen und klein schneiden, unter den fertigen Reis mischen. Mit Kräutern der Provence würzen und salzen, das Olivenöl darunterrühren. Das Süßkartoffelmus mit dem Reis auf Tellern anrichten.

Variation

Probieren Sie statt der Süßkartoffeln Sellerieknollen, Pastinaken oder Petersilienwurzeln: Kochen Sie das Gemüse weich und pürieren Sie es mit einem Stabmixer. Auch Mischungen aus diesen Sorten schmecken gut.

Tipp

Wenn es schneller gehen soll, schälen Sie die Süßkartoffeln zuerst und schneiden sie in kleine Stücke. In wenig Wasser gekocht sind sie auf diese Weise bereits in 10 Minuten weich. Weil Süßkartoffeln recht hart sind, verwenden Sie zum Schneiden am besten ein großes, scharfes Messer.

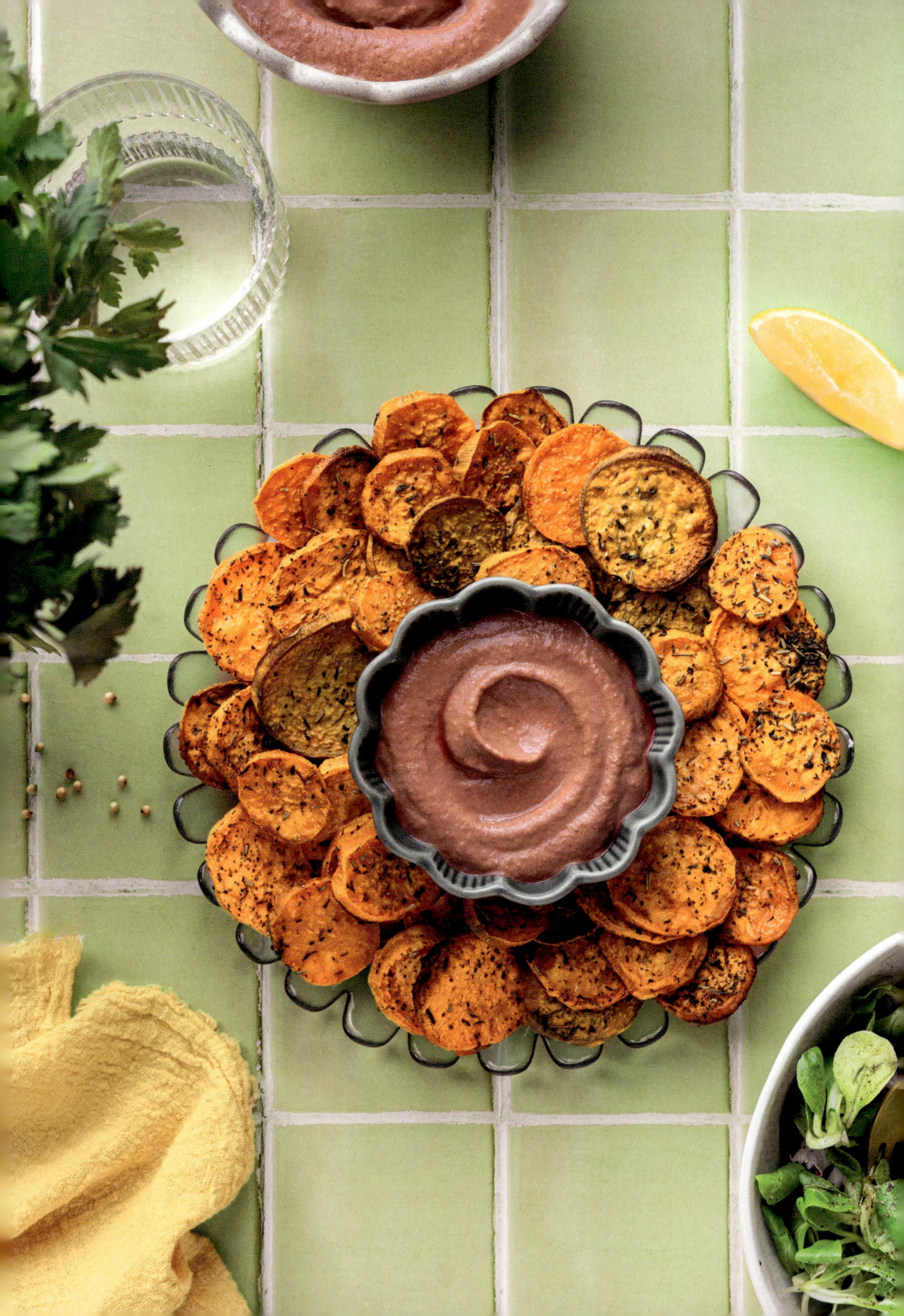

Rote-Bete-Hummus
mit Süßkartoffeltalern

ca. 20 Minuten (plus 40 Minuten Backzeit)
nährt das Leber-Blut und leitet feuchte Hitze aus

3 Süßkartoffeln
5 EL Olivenöl
1 TL Kräuter der Provence
1 TL gemahlene Koriandersamen
Salz
2 kleine Rote Beten
½ Bund Petersilie oder Basilikum
200 g gekochte Kichererbsen aus dem Glas
2 EL Tahini (Sesammus)
½ TL gemahlener Kreuzkümmel
Saft von ¼ Zitrone

Den Backofen auf 180 °C Ober-/Unterhitze (Umluft 160 °C) vorheizen und ein Backblech mit Backpapier auslegen. Die Süßkartoffeln schälen und quer in dünne Scheiben schneiden. Auf dem Backblech verteilen und mit etwa 2 Esslöffeln Olivenöl beträufeln. Mit Kräutern der Provence und Koriandersamen würzen, gut salzen. Im Backofen etwa 40 Minuten backen, bis sie leicht knusprig sind.

In der Zwischenzeit Rote Beten schälen und in kleine Stücke schneiden. Etwa 20 Minuten weich kochen.

Die Kräuter waschen, trocken schütteln und die Blätter hacken. Kichererbsen in einem Sieb mit kaltem Wasser gründlich abspülen und abtropfen lassen. Beides mit Tahini, 3 Esslöffeln Olivenöl und Kreuzkümmel in ein Mixgefäß geben. Rote Beten dazugeben, alles mit dem Stabmixer zu einer Paste pürieren und mit Salz und Zitronensaft abschmecken. Falls die Masse zu fest ist, noch etwas Olivenöl dazugeben. Hummus zusammen mit den Süßkartoffeltalern servieren.

Variation

Das Sesammus kann man auch weglassen, nehmen Sie in diesem Fall einfach mehr Olivenöl. Probieren Sie auch einmal statt der Roten Beten eine Avocado.

Tipp

Süßkartoffeln sind thermisch neutral und schmecken wie eine Mischung aus Kartoffeln und Karotten. Sie stärken besonders den Magen und die Milz und bauen das Nieren-Yin auf. Außerdem unterstützen sie das Leber-Blut und helfen, Feuchtigkeit auszuleiten. Sie können ähnlich wie Kartoffeln verwendet werden.

Kartoffellaibchen
mit asiatischem Karottengemüse

ca. 40 Minuten (plus 25 Minuten Kochzeit und 40 Minuten Backzeit)
nährt das Leber-Blut, bewegt das Qi

- 3 große mehlige Kartoffeln
- 100 g Feta
- ½ Bund Petersilie
- 1 TL gemahlene Koriandersamen
- Salz
- 5 große Karotten
- 2 TL Olivenöl
- ca. 1 cm frischer Ingwer
- ½ TL gemahlener Kreuzkümmel
- ½ TL gemahlene Kurkuma
- 2 EL Rosinen
- Saft von ¼ Zitrone
- 3 EL Sonnenblumenkerne
- 3 EL Mungbohnen- oder Sojasprossen

Kartoffeln mit der Schale in etwa 25 Minuten weich kochen. Den Feta zerbröckeln. Die Petersilie waschen, trocken schütteln und hacken.

Die Kartoffeln abgießen, ausdämpfen lassen, schälen und in einer Schale mit einer Gabel zerdrücken. Mit dem Feta und der Petersilie mischen. Etwas Petersilie zur Seite stellen. Die Kartoffelmasse mit ½ Teelöffel gemahlenen Koriandersamen würzen und gut salzen. Den Backofen auf 180 °C Ober-/Unterhitze (Umluft 160 °C) vorheizen. Ein Backblech mit Backpapier belegen. Mit nassen Händen Laibchen formen und diese auf dem Backblech verteilen. 40 Minuten, oder bis sie leicht gebräunt sind, backen.

Währenddessen Karotten in dünne Scheiben schneiden und im heißen Olivenöl einige Minuten sanft anbraten. Den Ingwer schälen, klein hacken und zu den Karotten geben. Mit Kreuzkümmel, Kurkuma und ½ Teelöffel Koriandersamen würzen und mit Salz abschmecken. Rosinen dazugeben und den Zitronensaft, dann 100 ml heißes Wasser hinzugießen und 10 Minuten, oder bis die Karotten weich sind, bei geschlossenem Deckel dünsten.

Die Sonnenblumenkerne in einer beschichteten Pfanne trocken und bei hoher Hitze unter Rühren goldbraun anrösten. Mit dem Rest Petersilie über die Karotten streuen und die Laibchen mit den Karotten anrichten. Nach Geschmack einige Sprossen dazugeben.

Variation

Wenn Sie starke innere Hitze, hochschießendes Leber-Yang oder Blut-Mangel haben, verwenden Sie Ingwer bitte nur sehr zurückhaltend.

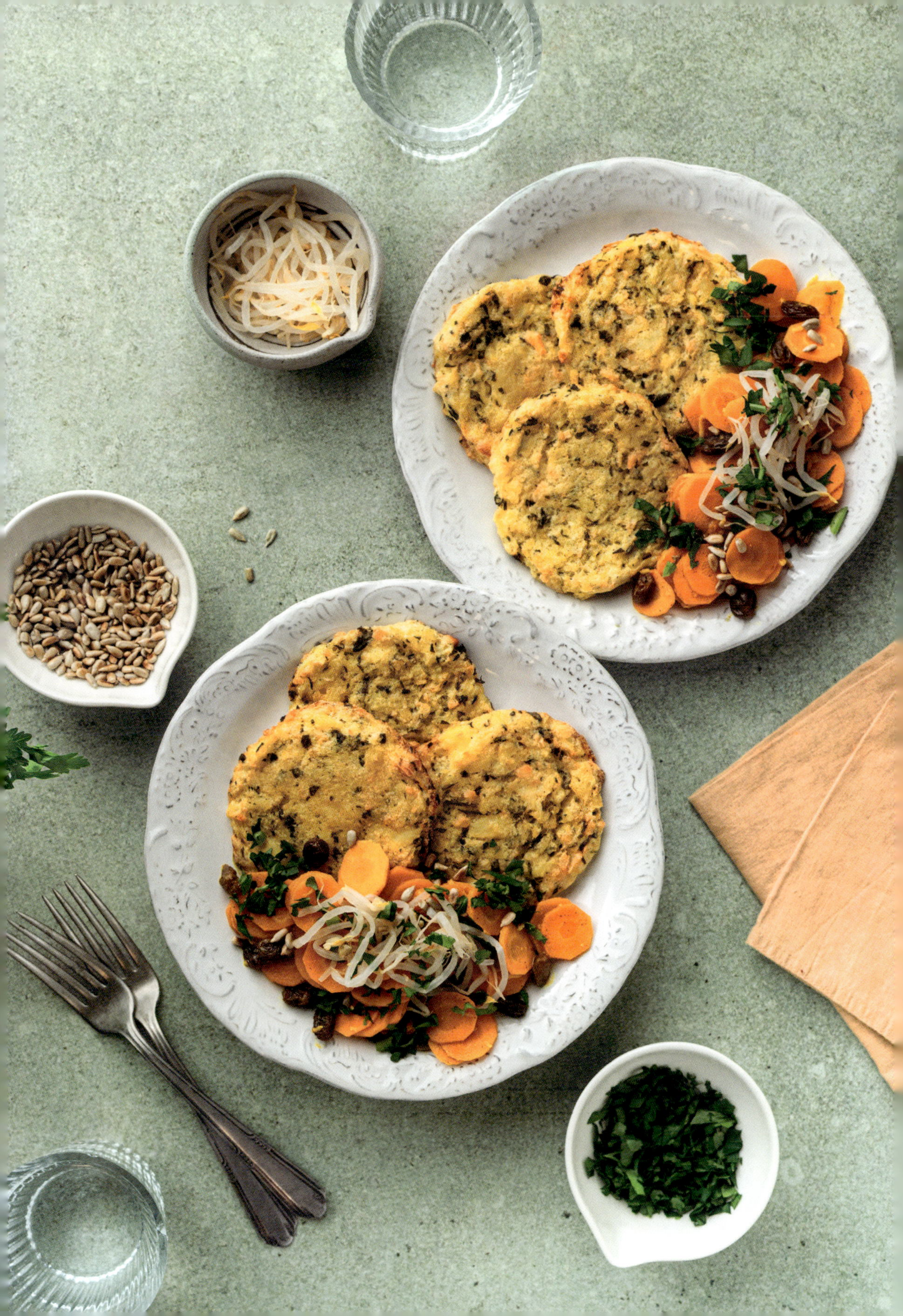

Kartoffel-Pastinaken-Püree
mit Spiegelei und Knusperbrot

ca. 20 Minuten (plus 25 Minuten Kochzeit)
nährt das Leber-Blut und regt den Gallenfluss an

½ kg mehlige Kartoffeln
4 große Pastinaken
1 TL gemahlener Kümmel
Salz
1 EL Butter
1 TL Butterschmalz
6 Eier
1–2 Scheiben Brot

Kartoffeln waschen, in ca. 25 Minuten weich kochen, dann abgießen, ausdämpfen lassen, schälen und zerstampfen.

Währenddessen die Pastinaken mit dem Sparschäler schälen, von den Enden befreien, klein schneiden und in wenig Wasser weich kochen. Dann ebenfalls zerdrücken und zur Kartoffelmasse geben. Mit Kümmel und Salz würzen, dann die Butter darunterrühren.

Butterschmalz in eine beschichtete Pfanne geben. Eier aufschlagen und im Butterschmalz zu Spiegeleiern braten. Salzen.

Das Brot in kleine Stücke schneiden und in einer zweiten beschichteten Pfanne bei hoher Temperatur kurz trocken anrösten.

Knusperbrot über das Püree geben und die Spiegeleier mit dem Püree anrichten. Dazu passt ein kleiner grüner Salat.

Variation

Verwenden Sie auch andere Wurzelgemüse, wie zum Beispiel Karotten, Petersilienwurzel oder Sellerieknolle. Die Pastinake hat von allen die stärkste Wirkung auf die Gallenblase, da sie den Gallenfluss anregt. Alle Arten von Wurzelgemüse wirken blutstärkend.

Tipp

Bei schwacher Verdauung essen Sie lieber ein gekochtes Ei zum Püree – entweder weich mit etwa 4 Minuten Kochzeit oder hart mit etwa 9 Minuten Kochzeit. Das Anbraten in Fett ist bei Verdauungsbeschwerden und feuchter Hitze nicht empfehlenswert.

Chicorée aus dem Ofen
mit Petersilienkartoffeln

ca. 20 Minuten (plus 25 Minuten Garzeit)
bewegt das Qi, fördert den Gallenfluss

6 Stück Chicorée
2 EL Olivenöl
1 TL Kräuter der Provence
Salz
1 kg Kartoffeln
1 Kugel Mozzarella
½ Bund Petersilie
1 EL Butter

Den Backofen auf 180 °C Ober-/Unterhitze (Umluft 160 °C) vorheizen. Die Enden des Chicorées abschneiden (etwa 2 cm) und die äußeren 2–3 Blätter abziehen. Waschen ist dann nicht notwendig. Die Chicorées längs halbieren und in einer ofenfesten Form verteilen. Mit Olivenöl beträufeln, Kräuter der Provence darüberstreuen und salzen. Im Backofen rund 25 Minuten backen.

Währenddessen die Kartoffeln waschen und in der Schale in etwa 25 Minuten weich kochen. Den Mozzarella fein hacken oder reiben. Die Petersilie waschen, trocken schütteln und die Blätter fein hacken.

Nach der Hälfte der Backzeit etwa 100 ml Wasser zum Chicorée gießen. Nach weiteren 2–3 Minuten den Mozzarella darüberstreuen und dann fertig backen.

Wenn die Kartoffeln weich sind abgießen, kurz ausdämpfen lassen, schälen und mit der Petersilie in etwas Butter schwenken und dabei leicht salzen. Zusammen mit dem Chicorée anrichten.

Tipp

Um Chicorée frisch zu halten, lagern Sie ihn kühl und dunkel, am besten in Papier eingewickelt. Chicorée ist ein typisches Wintergemüse, das allerdings das ganze Jahr angebaut wird und deshalb meistens frisch erhältlich ist. Falls er Ihnen zu bitter ist, gießen Sie ihn für dieses Gericht mit etwas Sahne auf. Sie können vor dem Zubereiten auch den inneren Strunk herausschneiden, er ist am bittersten.

Gerade der bittere Geschmack ist für die Leber sehr gut und regt den Gallenfluss an. Chicorée schmeckt ebenfalls roh als Salat oder gedünstet aus der Pfanne.

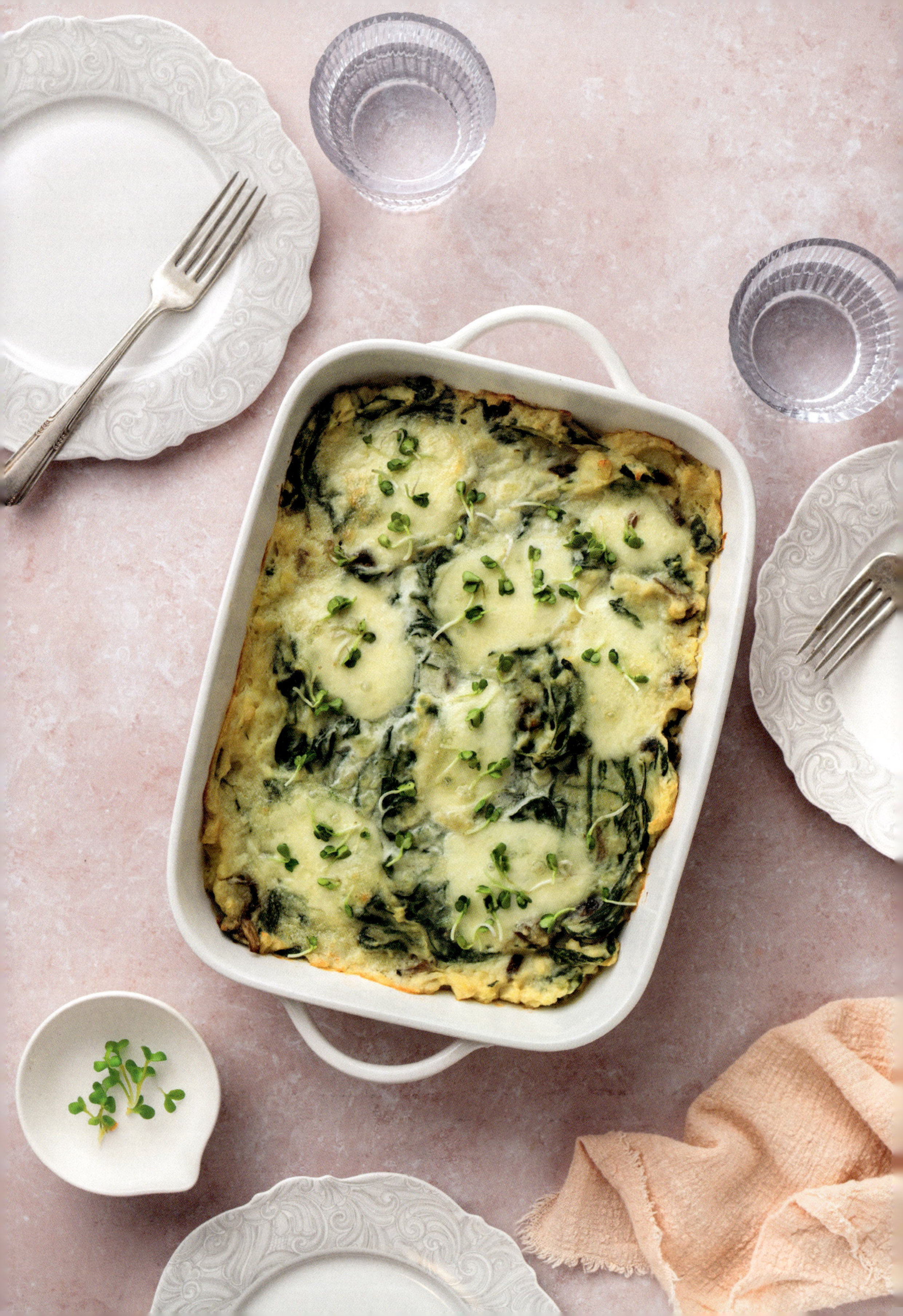

Kartoffel-Spinat-Auflauf

ca. 30 Minuten (plus 25 Minuten Kochzeit und 15 Minuten Backzeit)
nährt das Leber-Blut und das Leber-Yin

1 kg Kartoffeln
1 Eigelb
3 EL saure Sahne
1 TL gemahlener Kümmel
Salz
200 g Champignons
200 g frischer Spinat
1 Kugel frischer Mozzerella
100 g geriebener Mozzarella

Außerdem
Kresse zum Bestreuen nach Belieben

Die Kartoffeln waschen und mit Schale in etwa 25 Minuten weich kochen. Abgießen, ausdämpfen lassen und schälen. In einer Schale mit einer Gabel zerdrücken und in einer ofenfesten Form mit Eigelb, saurer Sahne, Kümmel und etwas Salz vermischen.

Champignons putzen, feucht abreiben und vierteln. Den Spinat bei Bedarf entstielen, waschen und abtropfen lassen. In 4 Esslöffeln Wasser in einem Topf mit geschlossenem Deckel 2 Minuten kochen, bis er zusammengefallen ist, dann salzen.

Den Backofen auf 180 °C Ober-/Unterhitze (Umluft 160 °C) vorheizen. Champignons und Spinat unter die Kartoffeln mischen. Mozzarella in Scheiben schneiden und auf die Kartoffelmasse legen. Alles im Ofen etwa 15 Minuten backen, bis der Käse leicht gebräunt ist. Mit frischer Kresse anrichten.

Variation

Der Auflauf gelingt auch gut mit anderen Gemüsesorten wie Zucchini und Paprika. Diese garen im Backofen ausreichen lange, sie können deshalb roh zur Kartoffelmasse gegeben werden. Das Eigelb kann man auch weglassen, es verstärkt allerdings die blutnährende Wirkung.

Tipp

Kresse ist das ganze Jahr über frisch erhältlich und man kann sie auch gut selber anpflanzen. Dieses leicht scharfe Kraut bewegt das Leber-Qi, reinigt das Blut und kühlt Blut-Hitze. Es hilft damit unter anderem bei Neurodermitis, Akne und Juckreiz. Brunnenkresse hat die gleiche Wirkung, nur noch intensiver. Auch hier gilt: Mit frischen Kräutern können Sie jede Mahlzeit aufwerten und leberfreundlicher machen.

Gefüllte Couscous-Paprika
aus dem Ofen

ca. 25 Minuten (plus 30 Minuten Backzeit)
nährt das Leber-Blut und das Leber-Yin

½ Bund Petersilie
4 EL Kresse
½ TL getrockneter Thymian
½ TL gemahlene Koriandersamen
Salz
200 g Couscous
3 EL Olivenöl
4 größere Paprika
50 g Parmesan

Die Petersilie waschen, trocken schütteln und klein hacken, mit Kresse, Thymian, Koriandersamen und ½ Teelöffel Salz in einer Schüssel vermischen. Den Couscous darunterrühren.

400 ml Wasser im Wasserkocher erhitzen und über den Kräutercouscous gießen. 7 Minuten ziehen lassen, dann 1 Esslöffel Olivenöl hinzurühren.

Den Backofen auf 180 °C Ober-/Unterhitze (Umluft 160 °C) vorheizen. Ein Backblech mit Backpapier belegen. Paprika längs halbieren, die Kerne entfernen und die Schoten innen und außen waschen.

Die Paprikahälften auf dem Backblech verteilen und mit dem restlichen Olivenöl bestreichen. Die Couscousmischung einfüllen. Den Parmesan reiben und darüberstreuen. Die gefüllten Paprikahälften 30 Minuten im Backofen überbacken und zum Beispiel mit einem kleinen grünen Salat servieren.

Variation

Statt der Paprika können Sie auch Auberginen oder Zucchini längs in Hälften schneiden, etwas aushöhlen und mit Couscous füllen. Und statt Couscous passt auch gut vorgekochte Polenta, gemischt mit Fetawürfeln.

Tipp

Klein geschnittene Tomaten bringen mehr kühlende Wirkung in die Couscousmischung, getrocknete Tomaten oder Oliven sorgen für mehr Geschmack.

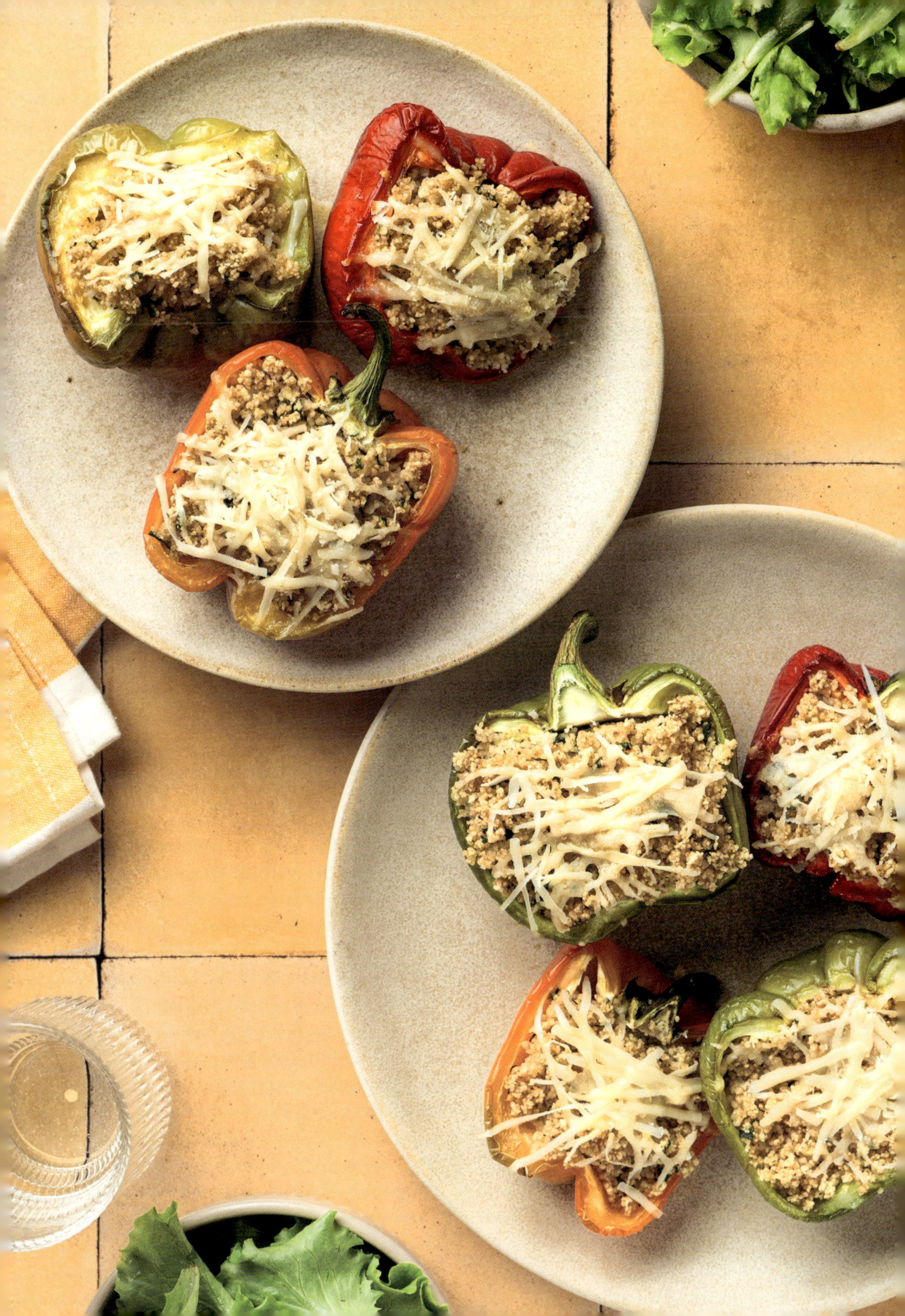

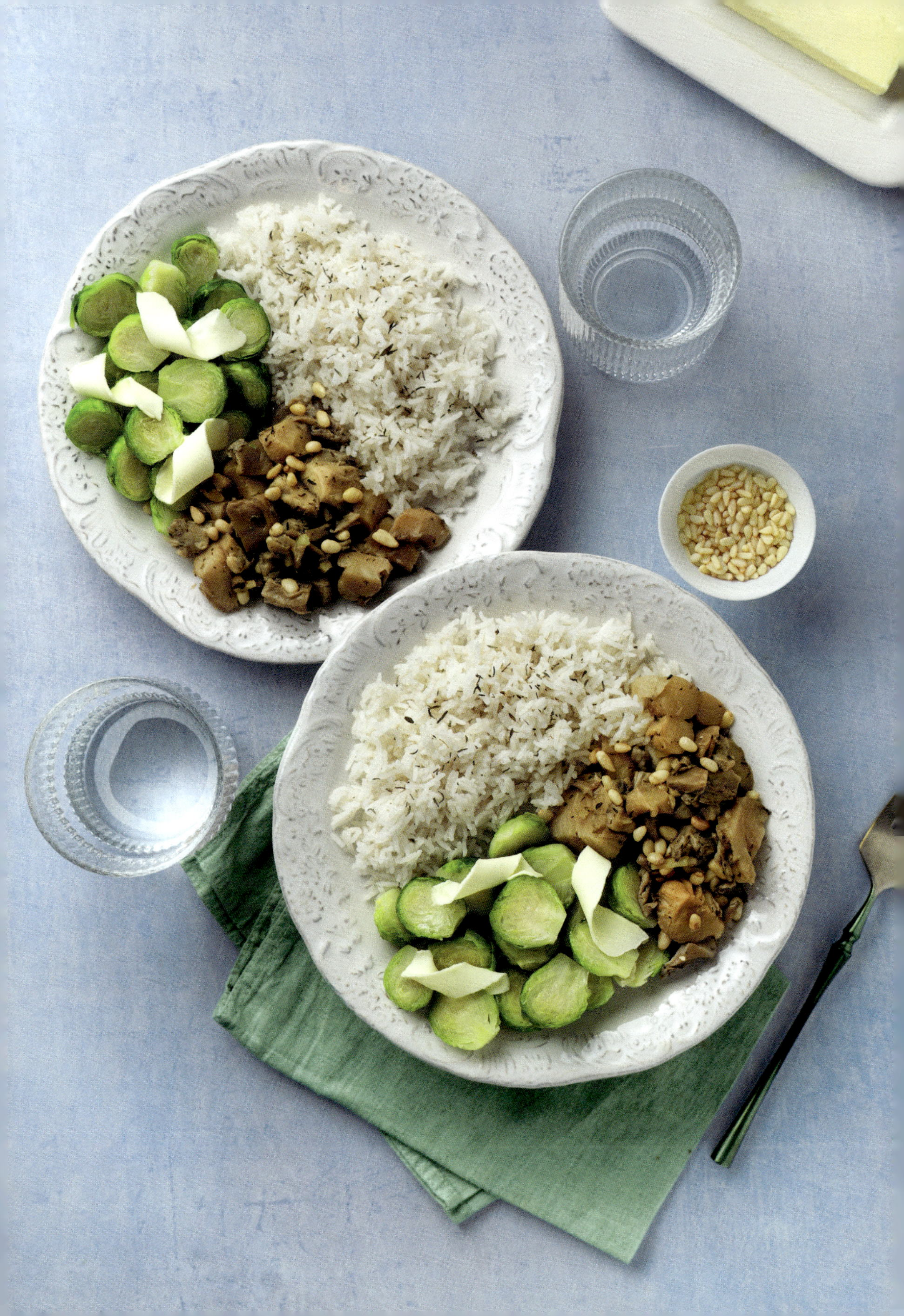

Rosenkohl
mit Pilzen und Pinienkernen

ca. 20 Minuten (plus ca. 15 Minuten Garzeit)
nährt das Leber-Blut und das Yin, leitet feuchte Hitze aus, unterdrückt inneren Wind

600 g Rosenkohl
250 g Austernpilze
ca. 1 cm frischer Ingwer
1 TL getrockneter Thymian
4 EL Pinienkerne
Salz
1–2 EL Butter

Den Strunk des Rosenkohls wegschneiden und die äußerste Blattschicht abziehen, große Köpfe halbieren oder vierteln. In einen Topf geben, mit 200 ml Wasser aufkochen und bei geschlossenem Deckel und niedriger Temperatur etwa 15 Minuten weich dünsten.

In der Zwischenzeit Austernpilze putzen, feucht abreiben und in mundgerechte Stücke schneiden. Den Ingwer schälen und fein hacken. Beides mit Thymian und Pinienkernen in einen Topf geben und in 200 ml Wasser etwa 7 Minuten weich dünsten.

Die Pilze mit Salz abschmecken. Zusammen mit dem Rosenkohl und der Butter in Flöckchen anrichten und zum Beispiel Basmatireis dazu reichen.

Variation

Statt der Austernpilze können Sie auch Champignons verwenden, auch diese leiten feuchte Hitze aus – und können zusätzlich noch Leber-Wind beruhigen. Statt der Pinienkerne schmecken auch Sonnenblumenkerne gut.

Tipp

Austernpilze verderben sehr schnell, achten Sie daher besonders auf Qualität und Frische und verbrauchen Sie sie innerhalb von 1–2 Tagen. Frische Pilze schmecken zart, alte Pilze werden zäh. Austernpilze sind eine sehr gute Eiweißquelle. Sie sind bei uns das ganze Jahr über als Zuchtpilze erhältlich und müssen übrigens nicht gewaschen werden, kurzes Abbürsten, beziehungsweise Abreiben genügt.

Gelbes Fenchelrisotto

ca. 40 Minuten
bewegt das Leber-Qi

- 1 Fenchelknolle
- 3 EL Butter
- 600 ml Gemüsebrühe
- 200 g Risottoreis
- ½ TL gemahlener Kreuzkümmel
- ½ TL gemahlene Koriandersamen
- ½ TL getrockneter Oregano
- ¼ TL Kurkuma
- Salz
- 50 g Parmesan
- ½ Bund frische Petersilie

Fenchel waschen, den Strunk wegschneiden und die Knolle in mundgerechte Stücke schneiden. 1 Esslöffel Butter in einer Pfanne zerlassen und den Fenchel darin einige Minuten lang sanft anbraten. Die Gemüsebrühe in einem kleinen Topf erhitzen.

Risottoreis in einer Schüssel waschen, abgießen und in einem Topf in 2 Esslöffeln zerlassener Butter glasig andünsten. Nach und nach unter ständigem Rühren die Gemüsebrühe zugießen. Die Gewürze zugeben und den Fenchel nach einigen Minuten ebenfalls dazugeben und mitköcheln lassen.

Das Risotto zum Schluss mit Salz abschmecken. Den Parmesan reiben, die Petersilie waschen, trocken schütteln und fein hacken. Risotto mit Parmesan und Petersilie anrichten.

Variation

Wenn es schnell gehen soll, können Sie einfach Basmatireis verwenden. Statt der Gemüsebrühe passt auch Wasser, kochen Sie dann ein kleines Stück Sellerieknolle für den Geschmack mit.

Tipp

Fenchel ist wärmend und bewegt das Qi. Er ist besonders bei Menstruationsbeschwerden empfehlenswert. Zur Wirkungsverstärkung können Sie Fenchelsamen als Gewürz hinzufügen.

Schneller
Pilzcouscous

ca. 25 Minuten

nährt das Leber-Yin und leitet feuchte Hitze aus

- 250 g Shiitake- oder Austernpilze
- 3 EL Olivenöl
- 1 TL Kräuter der Provence
- ½ TL gemahlener Kümmel
- Salz
- 250 g Couscous
- 2 EL Cashewkerne
- ½ Bund frische Petersilie
- 30 g Parmesan

Pilze putzen, bei Bedarf feucht abreiben und in mundgerechte Stücke schneiden. In einer Pfanne in 2 Esslöffeln Olivenöl etwa 7 Minuten sanft anbraten. Dabei mit Kräutern der Provence, Kümmel und Salz würzen.

Couscous hinzugeben, umrühren und mit 200 ml heißem Wasser aufgießen. Weitere 7 Minuten bei niedriger Temperatur dünsten.

Die Cashewkerne in einer beschichteten Pfanne 2 Minuten ohne Fett bei hoher Temperatur anrösten. Die Petersilie waschen, trocken schütteln und fein hacken. Den Parmesan reiben.

Pilzcouscous mit Petersilie, 1 Esslöffel Olivenöl, Cashewkernen und Parmesan anrichten.

Variation

Auch Tomaten, Paprika und Auberginen eignen sich gut für dieses schnelle Gericht. Sie können es mit Fisch, verschiedenen Kernen und Nüssen sowie Kräutern nach Geschmack erweitern. Statt der Shiitake- oder Austernpilze können Sie auch Champignons verwenden.

Für eine exotischere Geschmacksrichtung geben Sie ein paar Rosinen und Kreuzkümmel in den Couscous. Auch ein kleines Stück frischer Ingwer passt gut dazu – schälen Sie diesen, schneiden Sie ihn klein und kochen Sie ihn mit.

Kürbis mit Tomatenreis
aus dem Ofen

ca. 20 Minuten (plus 45 Minuten Backzeit)
nährt das Leber-Blut und das Yin, kühlt Hitze

- 2 kleine Hokkaidokürbisse
- 3 EL Olivenöl
- ½ TL gemahlene Koriandersamen
- ½ TL gemahlener Kreuzkümmel
- Salz
- 200 g Basmatireis
- ½ TL gemahlener Kümmel
- 200 g gehackte Tomaten (aus der Dose)
- 50 g Parmesan
- ½ Bund Petersilie
- 3 EL saure Sahne

Den Backofen auf 180 °C Ober-/Unterhitze (Umluft 160 °C) vorheizen. Den Kürbis gut waschen und putzen, die Schale kann beim Hokkaido mitgegessen werden. Kürbisse halbieren, die Kerne und Fasern entfernen.

Die Kürbishälften mit Olivenöl bestreichen, mit Koriandersamen und Kreuzkümmel würzen und gut salzen. Mit der Schnitthälfte nach unten auf ein Backblech geben, etwa 35 Minuten backen, bis sie weich sind.

In der Zwischenzeit den Basmatireis in einer Schüssel in kaltem Wasser waschen, dann abgießen und in 400 ml frischem Wasser etwa 15 Minuten weich köcheln. Mit Kümmel würzen und salzen. Gestückelte Tomaten zum Reis geben und weitere 5 Minuten durchziehen lassen.

Den Parmesan reiben. Die Petersilie waschen, trocken schütteln und die Blätter hacken. Die gebackenen Kürbishälften vorsichtig umdrehen, mit dem Reis füllen und mit Parmesan bestreuen. Weitere 5–10 Minuten überbacken. Auf Teller verteilen und mit der Petersilie und etwas saurer Sahne anrichten.

Variation

Statt Reis passt auch gut Couscous. Falls Sie zu Verstopfung mit hartem Stuhl neigen, ist der Reis für Sie möglicherweise zu trocknend. Couscous ist dann die bessere Wahl. Übergießen Sie 200 g Couscous mit 400 ml kochendem Wasser und lassen Sie ihn etwa 7 Minuten ziehen. Würzen Sie ihn dann und verarbeiten Sie ihn wie im Rezept weiter.

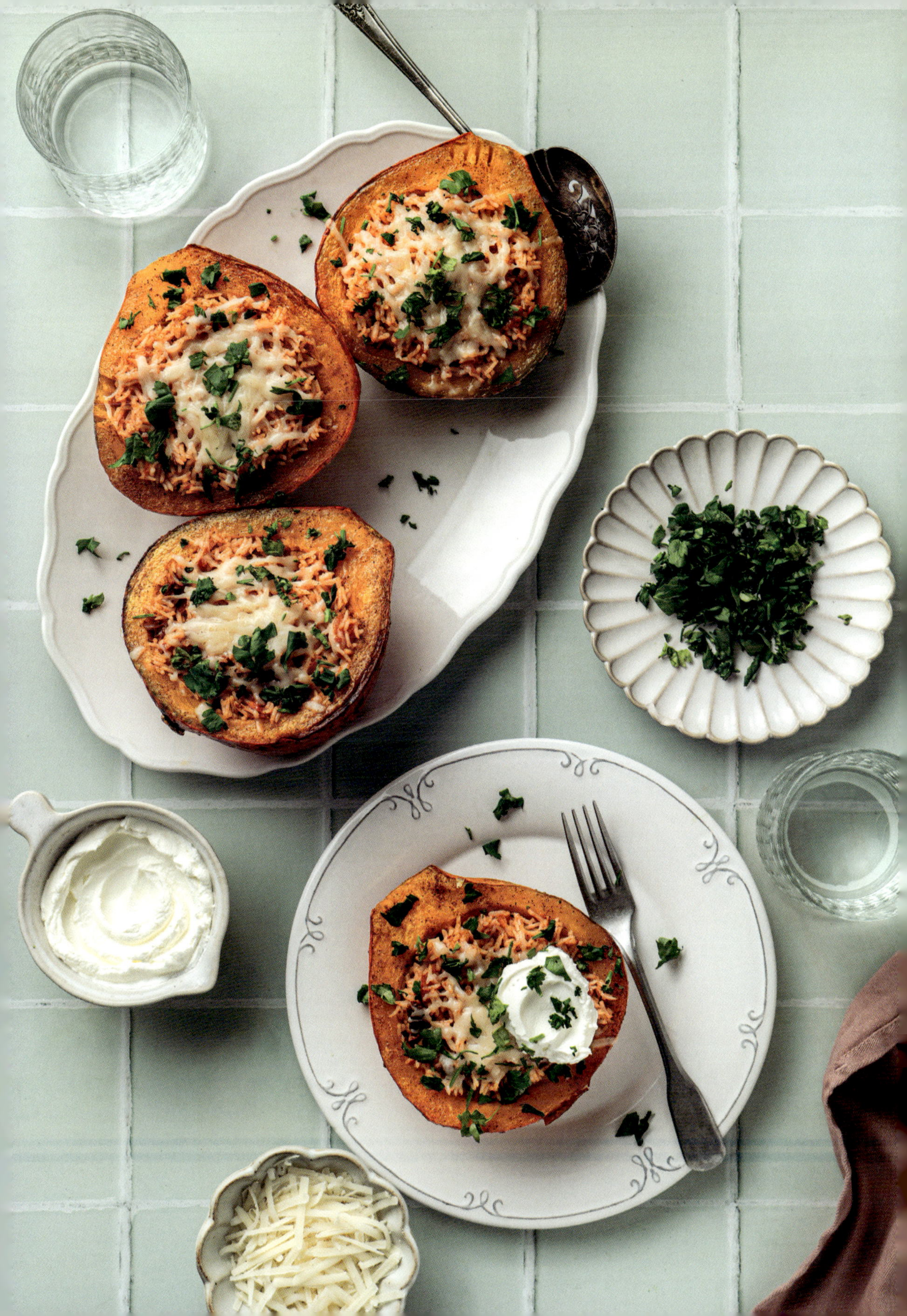

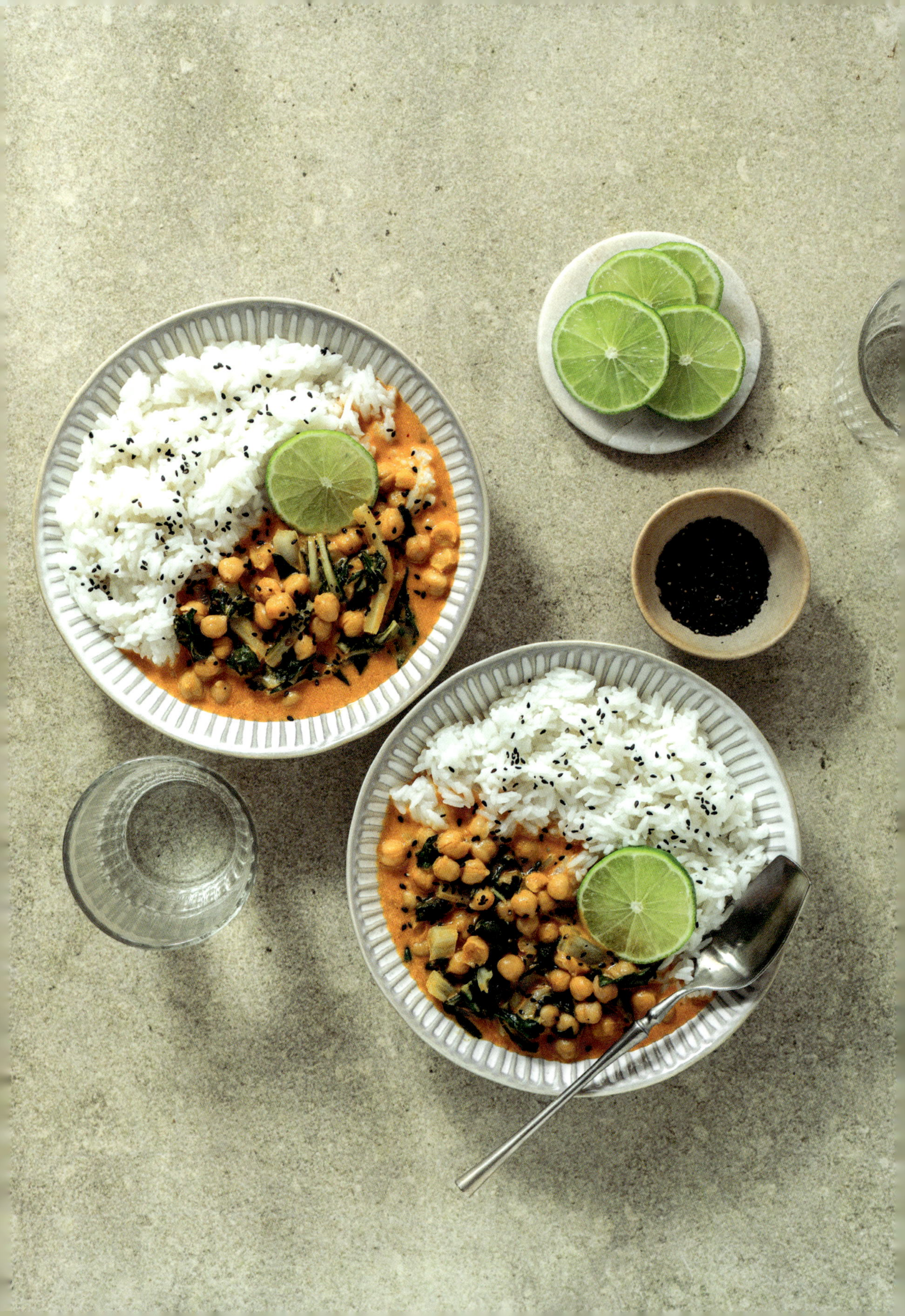

Kichererbsen-Mangold-Curry
mit Reis

ca. 20 Minuten (plus 20 Minuten Kochzeit)
nährt das Leber-Blut und das Yin, leitet feuchte Hitze aus

200 g Basmatireis
300 g frischer Mangold
250 g Kichererbsen aus dem Glas
1 EL geschmacksneutrales Öl, z. B. Rapsöl
¼ TL gemahlene Kurkuma
½ TL gemahlener Kreuzkümmel
½ TL gemahlene Koriandersamen
2 TL Tomatenmark
150 ml Kokosmilch
1 EL Sesamöl
Salz

Außerdem
schwarzer Sesam
Limettenscheiben

Den Basmatireis in einer Schüssel in kaltem Wasser waschen, dann abgießen. Mit 400 ml frischem Wasser etwa 15 Minuten weich kochen.

Den frischen Mangold waschen und abtropfen lassen. Die Stiele in Stücke schneiden, die Blätter getrennt von den Stielen in mundgerechte Stücke schneiden. Die Kichererbsen in einem Sieb gründlich abspülen und abtropfen lassen. Das Öl in einem Topf erhitzen. Die Gewürze mit dem Tomatenmark und den Mangoldstielen darin unter Rühren sanft anschwitzen. Die Kichererbsen und etwa 150 ml Wasser hinzugeben, dann die Kokosmilch dazugießen. Alles aufkochen und die Mangoldblätter unterrühren. Bei kleiner Hitze 5 Minuten köcheln lassen.

Das Curry mit Sesamöl und Salz würzen. Mit dem Basmatireis anrichten und mit Sesam bestreuen. Mit Limetten zum Verfeinern servieren.

Variation

Statt der Kokosmilch kann auch 1 Esslöffel Kokosraspel verwendet werden. In diesem Fall einfach etwas mehr Wasser zum Curry geben. Statt des Mangolds können Sie auch frischen Spinat verwenden. Dabei werden die Blätter wie auch die Mangoldblätter 5 Minuten mitgekocht. Spinat hat zusätzlich einen Bezug zur Leber. Er kühlt Leber-Hitze und nährt das Leber-Blut.

Tipp

Kokosraspeln sind bekömmlicher als die ziemlich fette Kokosmilch. Bei feuchter Hitze und Fettunverträglichkeit wählen Sie deshalb besser Kokosraspeln oder verwenden Sie Getreidemilch mit Kokosgeschmack. Kokosnuss stärkt die Nieren, besonders das Nieren-Yin (gut für Knochen, Zähne, Haare, Gehirn). Die frische Kokosnuss kann auch inneren Leber-Wind beruhigen.

Warmer
Zwetschgen-Reis-Kuchen

ca. 20 Minuten (plus 12 Stunden zum Quellen und 15 Minuten Backzeit)
günstig bei Leber-Qi-Stagnation

- 250 ml Reismilch
- 250 g Reisflocken
- 2 EL Kokosflocken
- 1 EL Rosinen
- ½ TL Bourbonvanillepulver
- 5–7 Zwetschgen oder Pflaumen
- 1 EL Butter
- 2–3 EL Mandelblättchen

Am Abend 250 ml Wasser und Reismilch in einen Topf geben, die Reisflocken einstreuen und zum Kochen bringen. Kokosflocken und Rosinen dazugeben, mit dem Vanillepulver würzen.

Nach 5 Minuten den Herd abschalten und die Masse über Nacht bei geschlossenem Deckel ziehen lassen.

Am nächsten Morgen den Backofen auf 180 °C Ober-/Unterhitze (Umluft 160 °C) vorheizen. Ein Backblech mit Backpapier belegen und die Reisflockenmasse etwa 1 cm dick aufstreichen.

Zwetschgen waschen, entsteinen und in Stücke schneiden. Auf dem Reisboden verteilen. Die Butter in Flöckchen daraufstreuen und die Mandelblättchen darübergeben. Den Kuchen etwa 15 Minuten backen, herausnehmen und warm servieren.

Variation

Kirschen und rote Weintrauben bewegen ebenfalls das Leber-Qi und stärken außerdem Blut und Leber-Yin.

Tipp

Falls Ihnen die Zubereitung zu lange dauert, können Sie auch bereits den Reisflockenbrei mit dem Obst mischen und essen.

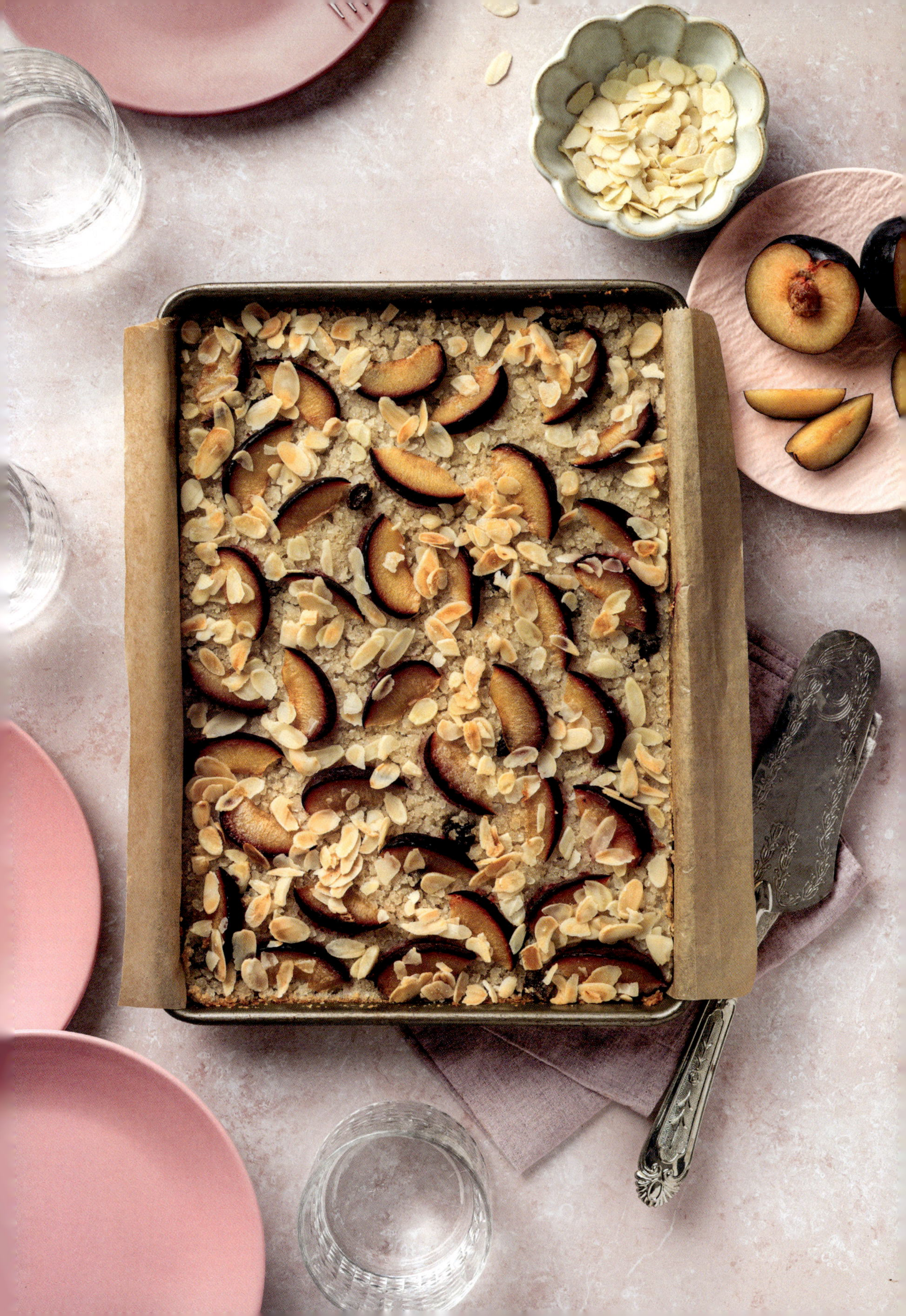

Crunchy Ofenapfel

ca. 15 Minuten (plus ca. 40 Minuten Backzeit)
nährt das Yin allgemein

4–5 Äpfel
3 EL Mandelmus
2 TL Honig
2 EL Rosinen
1 TL gemahlener Kardamom
200 ml Apfelsaft
je 2 EL Pinienkerne, Walnüsse, Cashewkerne, Mandelblättchen und Kokosflocken

Den Backofen auf 180 °C Ober-/Unterhitze (Umluft 160 °C) vorheizen. Die Äpfel gut waschen, nur bei Bedarf schälen, dann halbieren. Die Kerngehäuse entfernen und die Apfelhälften in einer feuerfesten Form verteilen.

Mandelmus, Honig und Rosinen in einer kleinen Schüssel mischen. Die Mandelmusmischung auf die Apfelhälften geben, alles mit etwas Kardamom bestreuen. Den Boden der Form rund 2 cm hoch mit Apfelsaft begießen und die Äpfel etwa 40 Minuten backen.

Kerne, Nüsse und Kokosflocken auf ein mit Backpapier ausgelegtes Backblech geben und die letzten 20–30 Minuten ebenfalls in den Backofen schieben und mitbräunen. Achten Sie aber darauf, dass nichts anbrennt. Die Ofenäpfel mit den Kernen und Flocken anrichten.

Variation

Dazu passt eine Vanillesauce, gemacht aus Haferdrink und Bio-Vanillepuddingpulver nach Packungsanleitung. Letzteres enthält – im Unterschied zu herkömmlichem Puddingpulver – keine Farbstoffe und kein künstliches Aroma. Lesen Sie bitte immer die Zutatenliste und wählen Sie das Produkt, das am wenigsten Chemie enthält. Hafermilch ist von ihrem Geschmack her süßlich (obwohl kein Zucker enthalten ist) und so reicht es, wenn Sie nur sehr wenig (unraffinierten) Rohrohrzucker zugeben.

Tipp

Die gerösteten Nüsse können Sie in einem Schraubglas einige Tage im Kühlschrank aufbewahren. Sie passen gut zu allen süßen Breien und sind ein bekömmlicher Snack bei Süßhunger.

Beeren-Dattel-Polenta
mit Vanille

ca. 20 Minuten
nährt das Leber-Blut

- 200 ml Reismilch
- 200 g Polenta
- ½ TL Bourbonvanille-pulver
- 5–6 Datteln
- 2 TL Butter
- 4–5 EL Beeren nach Saison
- 2 TL schwarzer Sesam

200 ml Wasser und Reismilch zum Kochen bringen, die Polenta einstreuen. Unter häufigem Rühren etwa 10 Minuten köcheln lassen.

Mit dem Vanillepulver würzen. Datteln bei Bedarf entkernen, klein schneiden, zur Polenta geben und kurz mitkochen.

Butter unter die fertige Polenta rühren und alles weitere 5 Minuten ziehen lassen.

Saisonbeeren nach Geschmack untermischen.

Schwarzen Sesam leicht mörsern oder kurz in der beschichteten Pfanne ohne Fett anrösten. Die Polenta anrichten und mit dem Sesam bestreut servieren.

Variation

Säuerlich schmeckende Beeren wie Johannis- oder Brombeeren stärken zusätzlich das Leber-Yin. Im Winter können Sie Beerenmarmelade von hoher Qualität oder Äpfel (in Stücken oder gerieben) verwenden. Tiefgekühlte Beeren haben keine blutstärkende Wirkung. Statt der Datteln passen auch Rosinen oder Aprikosen, sie stärken ebenfalls das Blut.

Tipp

Kochen Sie eine größere Menge Polenta und lassen Sie den Rest stehen, sodass die Masse fest wird. Abends haben Sie dann einen Polentakuchen, den Sie mit Schokostreuseln, Kompott oder Apfelmus essen können.

Saftige Kirschen-Quinoa
mit Mandelstiften

ca. 25 Minuten
stärkt das Leber-Blut und nährt allgemein das Yin

- 200 g Quinoa
- ¼ TL gemahlener Kardamom
- ½ TL Bourbonvanille-pulver
- ca. 25 Kirschen
- 1 TL Butter
- 2 EL Mandelstifte
- 125 ml roter Traubensaft (oder ungesüßter Kirschsaft)

Quinoa in einem Sieb gründlich in heißem Wasser waschen, dann in 400 ml frisches, heißes Wasser geben und aufkochen. Mit Kardamom und Vanille-pulver würzen. Bei geschlossenem Deckel etwa 15 Minuten bei kleiner Hitze köcheln lassen.

Inzwischen die Kirschen waschen, entkernen und in Stücke schneiden.

Die Butter in einer Pfanne schmelzen und die Mandelstifte darin bei geringer Temperatur anbraten. Nach etwa 3 Minuten die Kirschen dazugeben und mitdünsten, mit dem roten Traubensaft kurz aufkochen. Dann den Herd ausschalten und die Mischung 5 Minuten ziehen lassen. Quinoa mit der Kirschen-Mandel-Mischung anrichten.

Variation

Statt frischer Kirschen können Sie auch Kirschenkompott nehmen. Achten Sie auf eine gute Qualität und einen niedrigen Zuckergehalt.

Tipp

Quinoa liefert viel pflanzliches Eiweiß sowie Kalzium und ist ein wichtiges Getreide für alle Vegetarier und Veganer. Falls Ihnen das Gericht zu trocken ist, geben Sie noch extra Traubensaft zu – dieser sorgt nicht nur für mehr Saftigkeit, sondern auch für mehr Süße.

Heidelbeer-Couscous-Pudding
mit Vanille

ca. 25 Minuten
nährt das Leber-Blut und das Yin, senkt das Leber-Yang ab

500 g Heidelbeeren
400 ml Apfelsaft
200 g Couscous
1 TL Bourbonvanille-pulver
1 Prise Salz

Außerdem
2 EL Mandelmus
3 EL Mandelblättchen
frische Minze nach Belieben

Einige Heidelbeeren für die Garnitur beiseitelegen. Alle restlichen Zutaten, außer Mandelmus, Mandelblättchen und Minze, in einen Topf geben und 200 ml Wasser hinzugießen. Aufkochen und unter Rühren etwa 5 Minuten auf kleiner Hitze köcheln lassen. Dann weitere 15 Minuten auf der ausgeschalteten Herdplatte ziehen lassen.

Den Heidelbeer-Couscous-Pudding auf Tellern anrichten. Mit frischen Heidelbeeren, je 1 kleinen Löffel Mandelmus sowie Mandel- und einigen Minzeblättchen garnieren.

Variation

Das Rezept funktioniert auch mit anderen Beeren, lassen Sie Ihrer Fantasie freien Lauf! Statt Apfelsaft können Sie auch Reis- oder Haferdrink nehmen oder aber pures Wasser.

Für mehr Süße sorgen mitgekochte Rosinen, diese verstärken außerdem die blutnährende Wirkung. Auch ein kleines Löffelchen Honig kann den Pudding versüßen.

Trauben-Sesam-Hirse

ca. 25 Minuten
leitet feuchte Hitze aus, stärkt das Blut und das Yin, beruhigt inneren Wind

- 200 g Hirse
- ½ TL Bourbonvanille-pulver
- 1 EL Kokosflocken
- 1 EL Rosinen
- 80 ml Sahne oder Kokosmilch
- ca. 25 rote Wein-trauben
- 1 TL Butter
- 125 ml roter Trauben-saft
- 1 TL schwarzer Sesam
- 2 EL Cashewkerne

Die Hirse in einem Sieb gründlich heiß abspülen und in 400 ml heißem Wasser zum Kochen bringen. Mit dem Vanillepulver würzen. Kokosflocken und Rosinen dazugeben.

Hirsemischung im geschlossenen Kochtopf 10 Minuten köcheln, dann 5 Minuten ziehen lassen. Zum Schluss die Sahne oder Kokosmilch unterrühren.

Während der Kochzeit die Weintrauben gut waschen und in Hälften schneiden, Kerne eventuell entfernen.

Die Butter in einer kleinen Pfanne zerlassen und die Weintrauben kurz darin andünsten. Den Traubensaft aufgießen. Schwarzen Sesam leicht mörsern und dazugeben. Cashewkerne ebenfalls dazugeben und kurz mitdünsten. Die Hirsemischung mit den Weintrauben anrichten.

Variation

Statt der Trauben können Sie auch Kirschen verwenden. Wenn Sie die Cashewkerne knackiger mögen, dann rösten Sie sie kurz bei hoher Temperatur in einer beschichteten Pfanne ohne Fett an. Rühren Sie dabei ständig, denn sie verbrennen leicht. Variieren Sie die Menge des Traubensafts je nach Geschmack, Sie können auch zur fertigen Hirse noch weiteren Saft geben. Hirseflocken sind schneller gar als Hirse, werden aber leicht ranzig, achten Sie auf den Geruch und natürlich auf eine gute Qualität.

Tipp

Hirse eignet sich gut zum Vorkochen. Bereiten Sie eine größere Menge zu und bewahren Sie sie im Kühlschrank auf – so haben Sie zum Beispiel fürs Frühstück oder Abendessen schnell eine Mahlzeit parat: Wärmen Sie die Hirse einfach mit etwas Wasser oder Reismilch auf und verfeinern Sie sie mit Kompott, Marmelade, Honig oder Nüssen.

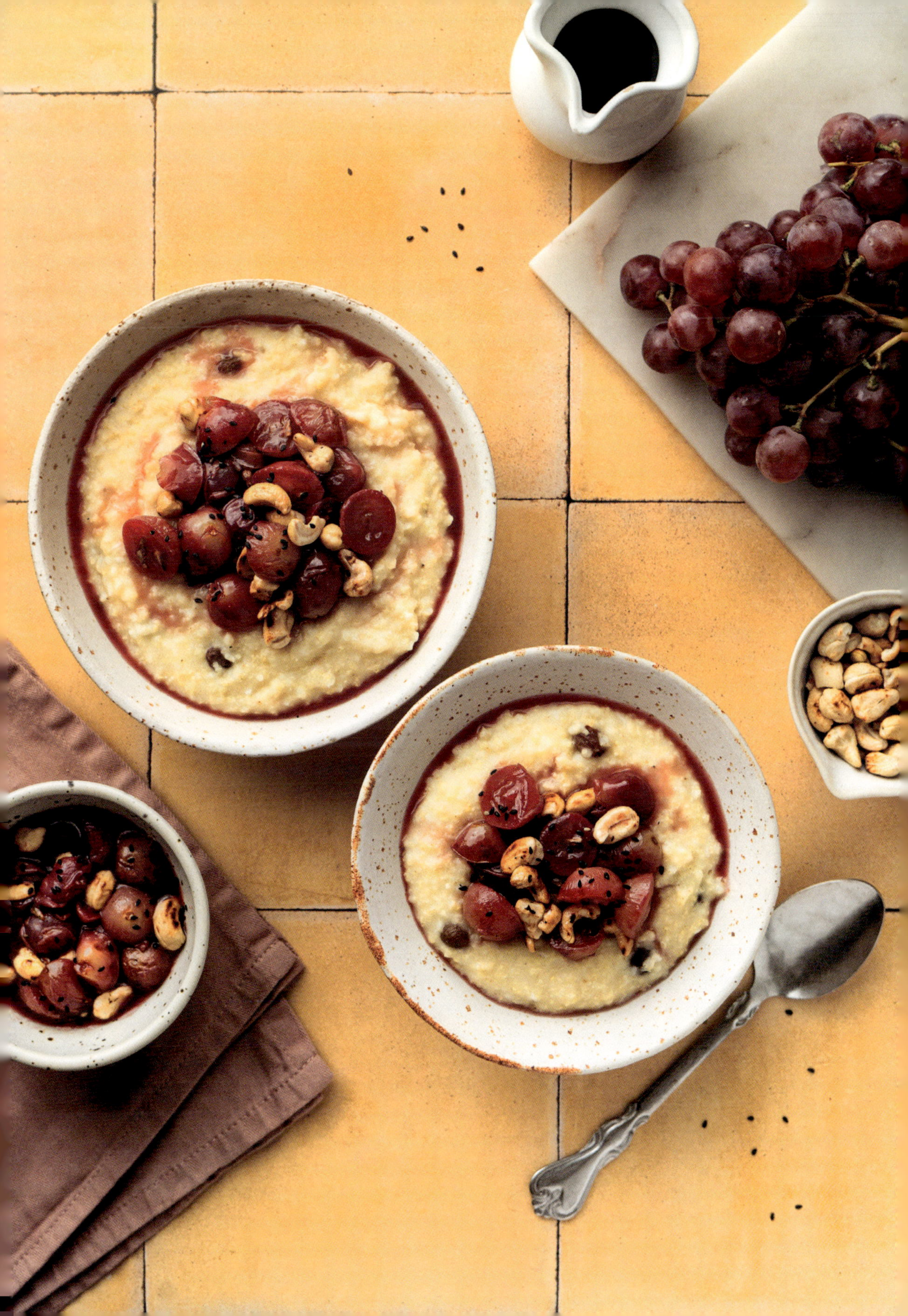

Register

Zum Nachlesen

Ulrike von Blarer Zalokar u. a., Praxisbuch Nahrungsmittel und Chinesische Medizin, Schiedlberg 2011

Ute Engelhardt/Carl-Hermann Hempen, Chinesische Diätetik, München 2006

Claudia Focks/Norman Hillenbrand (Hg.), Leitfaden Chinesische Medizin, München 2006

Manuela Heider de Jahnsen, Das große Handbuch der Chinesischen Ernährungslehre, Aitrang 2006

Christoph Holzinger, Diplomarbeit „Hypertonie“, Bacopa-Institut, https://www.bacopa.at/odok/btna/holzinger001.pdf

Bengt Jacoby, Gesünder leben mit den fünf Elementen, Freiburg im Breisgau 2000

Ted J. Kaptchuk, Das große Buch der chinesischen Medizin, Frankfurt a. M. 2006

Daverick Leggett, Selbstheilung durch Ernährung, München 2004

Udo Lorenzen/Andreas Noll, Die Wandlungsphasen der traditionellen chinesischen Medizin, Bd. 1, Wandlungsphase Holz, München 2013

Maria Michalitsch, Bluthochdruck aus der Sicht der chinesischen Medizin, http://www.chavy.at/2010/11/bluthochdruck-aus-der-sicht-der-chinesischen-medizin/

Paul Pitchford, Healing with Whole Foods, Berkeley 2002

Florian Ploberger, Das große Buch der westlichen Kräuter aus Sicht der Traditionellen Chinesischen Medizin, Schiedlberg 2015

Barbara Temelie, Ernährung nach den Fünf Elementen, Oy-Mittelberg 2008

Barbara Temelie, Mit der 5-Elemente-Ernährung zur Wohlfühlfigur, München 2009

Karin Wallnöfer, Chinesische Medizin verstehen, Norderstedt 2016

Georg Weidinger, Die Heilung der Mitte, Steyr 2011

Georg Weidinger, Die chinesische Hausapotheke, München 2015

Georg Weidinger, Der Goldene Weg der Mitte, Wr. Neustadt 2017

Katharina Ziegelbauer, TCM Praxis. Einfache Anwendungen in der Ernährung, Wien 2016 (eBook, erhältlich auf www.ernaehrungsberatung-wien.at/e-shop)

Katharina Ziegelbauer, Richtig essen bei Neurodermitis, Kneipp Verlag, Wien 2022

Interessante Internetadresse

www.gesundheit.de/krankheiten/druesen-und-hormone/leber/leberzirrhose
www.heilkraeuter.de, Infos zur Wirkung der Kräuter

Empfehlungen aus dem Verlag

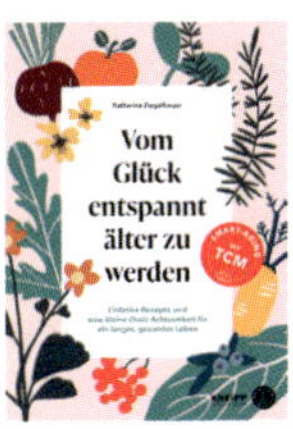

16,5, x 23,5 cm, 128 Seiten
ISBN 978-3-7088-0832-1

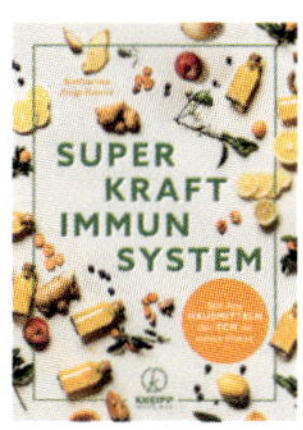

16,5, x 23,5 cm, 144 Seiten
ISBN 978-3-7088-0806-2

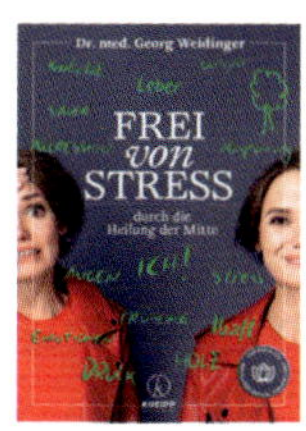

16,5 x 23,5 cm, 176 Seiten
ISN 978-3-7088-0797-3

Liebe Leserin, lieber Leser!

Hat Sie dieses Buch unterstützt? Haben Sie bereits den Detox gestartet oder ein neues Lieblingsrezept entdeckt?

Dann schreiben Sie uns doch gerne auf Facebook oder Instagram und erzählen Sie Ihrem Freundeskreis und Ihrer Buchhändlerin davon. Natürlich freuen wir uns auch, wenn Sie beim Onlinekauf eine nette Bewertung hinterlassen.

Wollen Sie noch mehr erfahren? Oder mit der Autorin in Kontakt treten? Katharina Ziegelbauer ist auf Instagram oder schreiben Sie an den Verlag unter **post@styriabooks.at**

Inspiration, Geschenkideen und gute Geschichten finden Sie auf **www.styriabooks.at**

/styriabuchverlage
/katharina_ziegelbauer
#gesundeLebergesundesLeben #KneippVerlagWien

STYRIA
BUCHVERLAGE

© 2025 by Kneipp Verlag Wien
in der Verlagsgruppe
Styria GmbH & Co KG
Lobkowitzplatz 1, 1010 Wien, Austria
E-Mail: office@styriabooks.at

978-3-7088-0868-0

Lektorat: Eva Neisser
Korrektorat: Dorrit Korger
Fotos: Nina Zorčič, www.ninazorcic.si – **außer Seite 2:** iStock/Getty Images Plus/ gregory_lee, **Autorinnenfoto:** privat
Cover- und Umschlaggestaltung: Bureau A/O, Barbara Reiter, Anna Haerdtl, Elena Hirn
Layoutgestaltung und Satz: Roman Bold & Black, Laura Hein
Projektleitung: Kate Reiserer & Eva Neisser

Druck und Bindung: Florjancic
7 6 5 4 3 2 1

Printed in the EU

Wichtiger Hinweis

Dieses Buch kann nicht die ärztliche Betreuung ersetzen. Dies gilt besonders, wenn Sie Vorerkrankungen haben und/oder Medikamente einnehmen. Suchen Sie bei unklaren, starken oder anhaltenden Beschwerden unbedingt eine Ärztin/einen Arzt auf. Nehmen Sie außerdem bei allen Tipps Rücksicht auf Ihre persönliche Verdauungskraft und essen Sie nichts, was bei Ihnen Blähungen, Übelkeit, Magenschmerzen oder ähnliche Beschwerden auslöst.

Alle Inhalte und Hinweise in diesem Buch wurden von der Autorin nach bestem Wissen und mit größtmöglicher Sorgfalt erstellt und geprüft. Eine Garantie für die Richtigkeit der Angaben und Rezepte kann nicht gegeben werden. Eine Haftung der Autorin bzw. des Verlags und seiner Beauftragten für Personen-, Sach- und Vermögensschäden sowie Unfälle ist ausgeschlossen.